南昌大学第二附属医院

感染性疾病科 病例精解

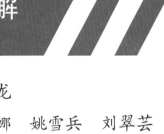

主　编　孙水林　刘　燕　杨文龙

副主编　高　珍　付文娟　席文娜　姚雪兵　刘翠芸

编　委　（按姓氏笔画排列）

龙　林　孙　珂　吴志国　余东山　张　伟

易　珍　罗　磊　项海鸿　祝国建　徐慧丽

龚文兰　喻蓉艳

科学技术文献出版社
SCIENTIFIC AND TECHNICAL DOCUMENTATION PRESS
·北京·

图书在版编目（CIP）数据

南昌大学第二附属医院感染性疾病科病例精解 / 孙水林，刘燕，杨文龙主编. —北京：科学技术文献出版社，2021.11

ISBN 978-7-5189-8368-1

Ⅰ.①南…　Ⅱ.①孙…　②刘…　③杨…　Ⅲ.①感染—疾病—病案—分析　Ⅳ.① R4

中国版本图书馆 CIP 数据核字（2021）第 188115 号

南昌大学第二附属医院感染性疾病科病例精解

策划编辑: 胡　丹　石敏杰　责任编辑: 胡　丹　责任校对: 文　浩　责任出版: 张志平

出　版　者	科学技术文献出版社	
地　　　址	北京市复兴路15号　　邮编　100038	
编　务　部	(010) 58882938，58882087（传真）	
发　行　部	(010) 58882868，58882870（传真）	
邮　购　部	(010) 58882873	
官 方 网 址	www.stdp.com.cn	
发　行　者	科学技术文献出版社发行　全国各地新华书店经销	
印　刷　者	北京地大彩印有限公司	
版　　　次	2021 年 11 月第 1 版　2021 年 11 月第 1 次印刷	
开　　　本	787×1092　1/16	
字　　　数	96千	
印　　　张	8.75	
书　　　号	ISBN 978-7-5189-8368-1	
定　　　价	68.00元	

主编简介

孙水林　南昌大学第二附属医院感染性
疾病科科主任，学科带头人，教授，主任医
师，博士研究生导师。江西省卫生系统学术
和技术带头人培养对象，江西省骨干教师，
江西省研究型医院学会感染病学分会主任委
员，江西省医学会感染病学分会副主任委员，
江西省医学会肝病学分会委员。主持和参与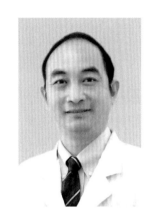
国家自然科学基金项目 2 项，省科技厅重点研发项目 2 项。在中
文核心期刊上发表论文 30 篇，被 SCI 收录论文 6 篇。2005 年获教
育部第五届多媒体课件大赛二等奖，2016 年获江西省教学成果奖
二等奖，2018 年组织开展的在线开放课程被教育部评为国家精品
在线开放课程，2019 年获江西省教学成果奖一等奖，2021 年获
江西省科学技术进步奖三等奖，2021 年获首届江西省医学科技奖
三等奖。

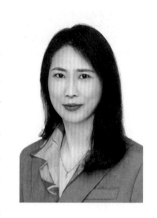

刘燕　南昌大学第二附属医院感染科副主任，主任医师，教授。全国疑难及重症肝病攻关协作组全国委员，江西省研究型医院学会感染病学分会常务委员，江西省整合医学学会感染病学分会常务委员，北京亚太肝病诊疗技术联盟江西省联盟常务理事，江西省和南昌市医学会医疗事故鉴定委员会专家。主持并参与了科技部、江西省科学技术厅、江西省卫生健康委员会、南昌市科技局课题项目，其中《组合型人工肝治疗重型肝炎及其并发症的临床研究》的课题达到国内领先水平。获江西省科学技术进步奖三等奖（第一负责人），南昌市科学技术进步奖一等奖（第一负责人）。专业领域和研究方向为疑难及重症肝病的诊治，人工肝治疗肝衰竭，取得了若干研究成果，并先后发表专业学术论文数十篇。

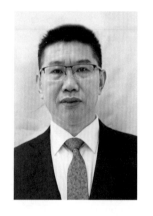

杨文龙　南昌大学第二附属医院感染科副主任，医学博士，主任医师，博士研究生导师。全国疑难及重症肝病攻关协作组委员，中华医学会感染病学分会肝衰竭与人工肝学组专家委员，江西省研究型医院学会感染病学分会副主任委员，江西省预防医学会感染性疾病防控分会副主任委员，中国研究型医院学会肝病学分会青年委员，江西省研究型医院学会肝病学分会常委，江西省研究型医院学会消化病学分会常委，江西省医学会感染病学分会人工肝学组副组长，江西省医学会感染病学分会委员。美国宾夕法尼亚州布隆伯格研究所访问学者。主持省自然科学基金项目 1 项，被 SCI 收录论文 5 篇。

前言

本书所述案例均为南昌大学第二附属医院感染性疾病科众多一线医生在长期、丰富的临床实践中精挑细选的各类型经典病例，涵盖了不明原因发热、院内重症和疑难感染、中枢神经系统感染、各类肝病及其他感染性疾病的诊断、治疗的全过程。

本书基于国内外参考文献的收集与研究，借鉴国内外相关病例的诊疗经验，结合本科室近10年来丰富的临床工作实践，详细描述了20余例经典、疑难病例的全程诊治情况，并且适时附上相关专家的点评分析。本书汇聚了数十位专业医生10余年的集体智慧，相信对广大临床医生特别是基层医生培养感染性疾病疑难病例诊治思维能力、提高诊疗水平具有重要的指导意义和参考价值。

本书所有章节均由感染内科一线医生分工编写，我们有志于为提高我国感染性疾病的诊疗水平提供一点有益的经验。由于编者水平有限且行文仓促，书中难免存在一些遗漏或不足之处，欢迎各位读者批评指正，共同进步。

目　录

笔记

第一章
经典病例精解

001　暴发型伤寒 1 例

病历摘要

患者，男，39 岁，农民，九江修水人。因"发热 7 天，伴腹泻 4 天"于 2015 年 3 月 11 日就诊。患者自 2015 年 3 月 4 日夜间起持续发热，最高 40 ℃，伴畏寒、寒战、头痛、胸闷，无咳嗽、咳痰、恶心、呕吐、腹痛、腰痛；伴腹泻，为黄色稀水样便，每日约 10 次，无里急后重、黏液血便，于当地医院予以抗感染治疗 3 天，具体用药不详，无明显疗效，遂至我院就诊。起病前有不洁饮食史，既往体健。

[入院查体]　体温（T）38.8 ℃，血压（blood pressure，

BP）110/78 mmHg，急性面容，表情淡漠，未见皮疹及出血点，全身浅表淋巴结未触及，颜面部及前胸充血，舌质红，无苔，颈软，双肺未闻及干、湿性啰音，心率86次／分，心律齐，腹平软，右中下腹部压痛明显，肝脾肋下未触及，Murphy 征（−），移动性浊音（−），肠鸣音5次／分，双下肢无水肿。

[辅助检查]　（2015年3月8日）白细胞计数（white blood cell，WBC）3.24×10⁹/L，嗜酸性粒细胞百分率（percentage eosinophil，EO%）为0；谷草转氨酶（aspartate aminotransferase，AST）147 U/L，肌酸激酶（creatine kinase，CK）841 IU/L，乳酸脱氢酶（lactate dehydrogenase，LDH）919 IU/L，肌红蛋白（myoglobin，MB）328 ng/mL，肾功能、肌钙蛋白未见异常。粪便常规：WBC 0～1/HP，红细胞计数（red blood cell，RBC）3～5/HP。肥达反应示 O 凝集价1∶160（正常值＜1∶80），H 凝集价1∶80（正常值＜1∶160）。胸部 CT 平扫：左肺下叶可见条索状阴影，考虑为纤维化病变；纵隔内可见肿大淋巴结。

[初步诊断]　发热待查：伤寒？

[治疗转归]　入院后（2015年3月11日）给予左氧氟沙星（0.4 g，静脉滴注，每日1次）抗感染，同时辅以护肝、抑酸、抑制胰酶分泌等对症支持治疗，嘱患者进流质软食。完善各项检查：WBC 2.22×10⁹/L，EO％为0；总胆红素（total bilirubin，TBIL）89.52 μmol/L，直接胆红素（direct bilirubin，DBIL）49.8 μmol/L，谷丙转氨酶（alanine aminotransferase，ALT）286.65 U/L，AST 675 U/L，CK 2453.6 IU/L（正常值38～174 IU/L），CK-MB 26.07 IU/L（正常值0～25 IU/L），

LDH 1842.4 IU/L（正常值 80 ～ 190 IU/L），MB 170.14 ng/mL
（正常值 0 ～ 100 ng/mL），胰淀粉酶 280.95 IU/L（正常值
17 ～ 115 IU/L），脂肪酶 1438.8 U/L（正常值 0 ～ 190 U/L）；降
钙素原（procalcitonin，PCT）1.16 ng/mL（正常值＜ 0.5 ng/mL）；
粪便隐血试验（+）；血培养及粪便培养未生长细菌或真菌；
各类肝炎病毒血清标志物、自身抗体、汉坦病毒特异性抗体均
为阴性；心电图、心脏彩超均未见明显异常。影像学检查：肝
脾轻度肿大，胰脏未见肿胀异常（图 1-1）。

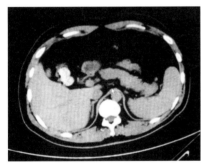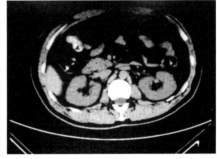

图 1-1　腹部 CT：肝脾轻度肿大，胰腺、双肾未见明显异常

[修正诊断]　伤寒（暴发型）。

[治疗转归]　患者入院后予以左氧氟沙星（0.4 g，静脉
滴注，每日 1 次）抗感染第 3 天（2015 年 3 月 14 日），体温
逐渐下降，大便次数恢复每日 1 ～ 2 次，成形；当日夜间突
然出现体温反复升至 39.0 ℃左右的情况，症状同前，无新发
阳性体征，第 4 天（2015 年 3 月 15 日）加用头孢哌酮舒巴坦
（3.0 g，静脉滴注，每 12 小时 1 次），第 6 天（2015 年 3 月
17 日）体温恢复正常，患者一般情况逐渐好转，继续联合用药
至完成疗程（抗感染总疗程 14 天，其中单用左氧氟沙星 3 天，
联合用药 12 天），2015 年 3 月 23 日出院前复查：WBC 回升至

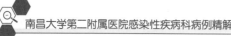

3.86×10^9/L，EO％为 0；肝功能、心功能及胰淀粉酶水平基本正常。半个月后（2015 年 4 月 8 日）门诊复诊，患者无特殊不适，一般情况良好，查体未见明显异常，复查血常规、肝功能、心功能、胰腺功能及粪便常规均未见异常，肥达反应（－）。

病例分析

1. 病例特点

（1）流行病学：患者为中青年男性，春季发病，有不洁饮食史。

（2）临床特征：典型伤寒表现为急性起病，持续高热 1 周，消化道症状体征，表情淡漠，相对缓脉；重症表现为寒战、高热、严重消化道症状，严重毒血症表现。

（3）辅助检查：典型伤寒表现为白细胞计数下降，嗜酸性粒细胞计数为 0，血小板容积升高，肥达反应（＋）；影像学检查示肝脾大；多脏器受损表现为肝功能、心功能、胰腺功能均明显异常。

（4）治疗转归：喹诺酮类治疗有效，但病情出现反复，加用三代头孢后疗效佳，2 周疗程完成后未出现复发情况。

2. 诊疗思路

本例患者具有较典型的伤寒流行病学特征及临床特征，且出现多脏器损伤，提示暴发型伤寒；在病原学检查未检出或阴性情况下，以上特征并不具有特异性诊断价值，在其他感染性疾病中亦可出现，临床上极易与以下疾病混淆，发生误诊，故需根据病史、体征、辅助检查等，结合患者对抗感染治疗的反应综合判断。

（1）非特异性局部感染性疾病：①中枢神经系统感染，主要表现为高热、剧烈头痛、呕吐、颈项强直、病理征阳性，严重者可出现意识障碍、抽搐；颅脑影像学检查及脑脊液检查可帮助诊断。②肺部感染，主要表现为发热、咳嗽、咳痰、胸闷、胸痛和肺部干、湿性啰音，肺部影像学检查及血液、痰液病原学检查可帮助诊断。③非特异性消化道感染，主要表现为消化道症状（恶心、呕吐、腹痛、腹泻、里急后重、黏液血便，严重者可出现发热），患者发病前多有不洁饮食史，粪便检查及培养可帮助诊断，一般抗感染治疗 3～5 天即可恢复。本例患者持续高热，伴寒战、腹泻、右下腹压痛，无其他系统局部感染表现，提示消化系统感染可能，但本例患者寒战、高热，对抗感染治疗不敏感，全身反应较重，且出现其他脏器受损表现，用非特异性消化道感染无法解释，除非为消化道局部感染并发败血症。

（2）败血症：致病菌侵入血液造成全身严重感染，多发生在免疫力低下者或院内感染，临床表现为寒战、高热、皮疹、关节疼痛、淋巴结肿大，甚至出现多脏器损伤、DIC、休克等严重并发症，缺乏特异性，主要根据临床表现结合血液感染指标升高，多次血培养、骨髓培养结果阳性帮助诊断。暴发型伤寒的本质是严重的菌血症，细菌进入血液释放毒素引起组织器官损伤，导致一系列临床表现，与败血症极其相似，需要根据病原菌培养结果来确定诊断，而目前滥用抗生素现象广泛，导致病原菌培养阳性率较低，此种情况若遇不典型伤寒需根据患者临床表现仔细鉴别：败血症患者往往高热同时伴有心率快、血象升高。本例患者确是典型的伤寒表现：脉搏短绌、血象低、嗜酸性粒细胞计数为 0，肥达反应早期 O 凝集价升高，有效治疗后转阴。

笔记

（3）其他特异性传染性疾病：①肾综合征出血热，患者通过接触含有汉坦病毒的鼠类排泄物、分泌物而导致感染，突出病理表现为全身小血管炎症、充血、出血、肾损伤，主要临床表现为持续发热、"三红""三痛"及肾损伤表现、低血压休克，临床分为发热期、低血压休克期、多尿期及恢复期，重症者可出现多期重叠、多脏器受损，临床表现结合汉坦病毒特异性抗体检测可诊断。②钩体病，由钩端螺旋体感染引起的自然疫源性传染病，江西属于疫区，夏、秋季高发，主要临床表现为突起高热、全身酸痛、眼结膜充血、腓肠肌压痛、淋巴结肿大、出血倾向，重者可并发多脏器损伤，特异性血清检查或病原检查可帮助诊断。本例患者春季发病，病程中无明显肌肉酸痛、充血、出血及肾损伤表现，血压平稳，汉坦病毒 IgM（－），可排除肾综合征出血热及钩体病。

综上所述，本例患者诊断暴发型伤寒较明确，首选喹诺酮类药物，治疗过程中出现病情反复，考虑患者病情较重，可能存在耐药菌群，加用三代头孢，联合治疗效果较佳，完成 2 周疗程出院。本例患者虽病情较重，但诊治及时有效，预后良好，未出现肠穿孔、肠出血等严重并发症，已出现的肝损伤、心肌损伤及胰腺损伤亦随着原发病的控制而消失，患者后期随访未见疾病复发。

3. 疾病简介

伤寒是由伤寒杆菌引起的急性肠道传染病。基于该病理改变为单核－巨噬细胞系统的增生性反应，回肠下段淋巴组织病变最明显。典型临床表现为持续发热、相对缓脉、神经系统中毒症状与消化道症状、玫瑰疹、肝脾大、白细胞减少，肠穿孔及肠出血是最常见的严重并发症。该病终年可见，多在夏、秋季流行，患者多因进食含有伤寒杆菌的食物或水而发病。根据临床表现是否典型，该病可分为典型伤寒与不典型伤寒，暴发型伤寒即不典型伤寒中的一种，此型较典型伤寒起病急、症状重，病情凶险，迅速进展，毒血症症状严重，患者有畏寒、高热，常并发中毒性脑病、中毒性心肌炎、中毒性肝炎、弥散性血管内凝血（disseminated intravascular coagulation，DIC）、肠麻痹等严重并发症，与伤寒杆菌进入血液形成严重菌血症，释放内毒素引起组织损伤有关。如未能及时救治，常在 1～2 周内死亡。确诊该病的实验室检查为各类细菌学检查（血培养、骨髓培养及粪便培养），由于目前患者多在检查前使用抗生素，故培养阳性率较低；肥达反应（伤寒血清凝集反应）利用免疫学机制检测患者血清中伤寒杆菌的相应抗体，可以结合临床帮助诊断，本试验在病程第 1 周为阴性，第 2 周开始为阳性。确诊该病后首选喹诺酮类药物，治疗疗程 14 天，对多重耐药伤寒杆菌感染或重症病例，喹诺酮类与第三代头孢菌素可联合应用，疗程同前；此外，针对并发症进行相应治疗。该病的预防在于隔离患者，做好水源、粪便管理，养成良好的个人卫生习惯，易感人群预防接种。

孙水林教授点评

本例患者以持续高热及消化道症状就诊，实验室检查示多脏器受损，若临床医生缺乏伤寒诊治临床经验，在无病原学结果的情况下，极易忽略典型的伤寒临床表现，误诊为败血症，临床上伤寒的误诊并不少见。临床医生在接诊此类持续高热而无法用非特异性局部感染解释的患者时，需排除伤寒。病原学检查虽是诊断金标准，但临床早期往往难以得到，而早期正确的诊断、有效的治疗是患者疾病转归的关键，故应对患者进行仔细的病史采集、细致的体格检查及合理的辅助检查，从林林总总的临床资料中发现伤寒的本质表现为消化道入侵、菌血症、内毒素血症、全身各脏器均可受累。伤寒杆菌从肠道入侵，定植在回肠末端，故会出现消化道症状及右下腹压痛，容易并发肠穿孔及肠出血；伤寒杆菌的特异性内毒素导致白细胞下降、心跳相对缓慢、中枢神经系统表现（淡漠、迟钝，甚至中毒性脑病）等，实验室检查中肥达反应具有一定的特异性，临床中需要动态观察，若凝集效价递增或恢复期增高 4 倍，诊断意义较大，阴性不能排除伤寒。轻型及典型伤寒预后良好，而出现严重并发症的高危组伤寒患者，若早期误诊，未得到及时有效的药物治疗，病死率较高，临床医生应引起重视。

（付文娟）

参考文献

1. ZHUANG L，ZHANG Y J，TANG Z，et al. Epidemiologic characteristics of typhoid and paratyphoid fever of related drug resistance and molecular types regarding Salmonella typhi and S. paratyphi，in Jiangsu province. China Medical Abstracts（Inter Med），2013，30（1）：15-16.

2. 李兰娟，任红 . 传染病学 . 8 版 . 北京：人民卫生出版社，2013.

3. 范冬梅，刘昌军 . 伤寒 33 例误诊分析 . 临床医学，2014，34（9）：116-117.

4. 余穆文 . 伤寒发病率和病死率图谱取决于年龄和性别：552 例腹泻住院病人的回顾 . 国外医学（流行病学传染病学分册），1991（3）：137-138.

002 流行性脑脊髓膜炎 1 例

病历摘要

患者，女，15 岁，高中生，抚州人。因"发热 5 天，伴皮疹 4 天，头痛 2 天"于 2015 年 2 月 1 日入院。患者受凉后于 2015 年 1 月 28 日傍晚出现畏寒，体温升至 39 ℃，伴全身酸痛、咽痛、咳嗽、咳少许白痰；1 月 29 日上午开始躯干部逐渐出现散在的绿豆大小红色皮疹，无痒痛感，体温持续在 40 ℃左右，遂至当地医院就诊，予以"美洛西林"抗感染治疗（具体不详），无明显疗效，仍高热不退；1 月 31 日下午出现剧烈头痛，伴呕吐，无惊厥、抽搐、昏迷，无腹痛、腹泻，起病以来患者精神、食欲、睡眠差。既往体健，预防接种史不详，与父母住在镇上，近期接触过"发热"同学。

[入院查体] 患者神清，躯干部及四肢皮肤可见大量散在红色斑丘疹，直径 2 ～ 5 mm，压之褪色，未见出血点，部分有融合，全身浅表淋巴结未触及肿大。颈抵抗，口唇无发绀，口腔黏膜未见皮疹、溃疡，咽充血，双侧扁桃体均Ⅱ度肿大，心肺听诊无明显异常，腹平软，全腹无压痛，肝脾肋下未触及，双下肢无水肿，Kernig 征（＋）、Brudzinski 征（＋），病理征未引出。

[辅助检查] （2015 年 2 月 1 日）WBC 21.15×10^9/L，中性粒细胞占比（proportion of neutrophil granulocyte，N%）96.1%，血钾 3.0 mmol/L，尿蛋白（＋＋），胸部 CT 示左肺下叶

后基底段少许炎症，头部 CT 未见明显异常。

[初步诊断]　①发热待查：脑膜炎？败血症？肺部感染？②低钾血症。

[治疗]　入院后予头孢曲松钠（2.0 g，静脉滴注，每 12 小时 1 次）抗感染，甘露醇降颅压，补钾等对症治疗，密切观察生命体征。完善检查：PCT 1.4 ng/mL，C 反应蛋白（C-reactive protein，CRP）243 mg/L（正常值 0 ～ 8 mg/L），ALT 41.94 U/L。咽拭子培养：草绿色链球菌，多次血培养均阴性。颅脑 MRI 未见明显异常。脑脊液检查：脑脊液滴速 72 滴 / 分，压力 200 mmH$_2$O，外观清亮透明，潘氏试验（－），未见 WBC、RBC，氯 123 mmol/L（正常值 120 ～ 132 mmol/L），葡萄糖 3.03 mmol/L（正常值 2.4 ～ 4.4 mmol/L），蛋白 325.24 mg/L（正常值 150 ～ 450 mg/L），抗酸染色（－）、革兰染色（－）、墨汁染色（－）；脑脊液培养（－）。

[修正诊断]　流行性脑脊髓膜炎（轻型）。

[治疗转归]　患者入院后经上述治疗，体温逐渐回退，第 6 天体温正常，头痛、全身酸痛不适逐渐缓解消失，一般情况好转，继续巩固治疗 5 天，出院前（2015 年 2 月 12 日）复查，血常规：WBC 5.25×10^9/L，N% 64.1%，血红蛋白（hemoglobin，Hb）112 g/L，PCT、CRP 均正常，γ- 干扰素释放试验（T-spot）P-N 0.21，T-N 0.02，T-N/P-N 0.1（正常值＜ 0.6），生化检查未见明显异常。半个月后门诊复诊：患者无特殊不适，一般情况良好，查体未见明显异常，复查血常规、肝肾功能、电解质未见异常。

病例分析

1. 病例特点

（1）流行病学：患者为青少年女性，冬、春季发病。

（2）临床特征：主要表现为高热、头痛、呕吐及呼吸道症状，咽红肿，颈抵抗（＋），脑膜刺激征（＋），全身皮肤散在斑丘疹。

（3）辅助检查：感染指标明显升高，如 WBC、N%、PCT、CRP；CT 示肺部炎症，脑脊液压力升高，余未见明显异常；咽拭子培养：草绿色链球菌，多次血培养及脑脊液培养均阴性。

（4）治疗转归：头孢曲松钠抗感染治疗效果佳。

2. 诊疗思路

本例患者为青少年女性，冬、春季发病，病程初期主要的呼吸道感染表现为发热、咽痛、咳嗽、咳白痰，随着病情进展，体温进一步升高，全身肌肉酸痛，且躯干部逐渐出现充血性皮疹，在病程第 4 天新发剧烈头痛、呕吐症状，病程中体温始终维持在 39 ～ 40 ℃。查体可见脑膜炎症表现：颈抵抗（＋）、脑膜刺激征（＋）；实验室检查感染指标（WBC、PCT、CRP）明显升高。根据以上资料得出推断：①患者病情进展，由早期呼吸道感染进展为中枢神经系统感染；②感染定位在脑膜；③感染定性为细菌感染。结合患者为青少年，冬、春季发病，中枢神经感染伴皮疹，最可能诊断为流行性脑脊髓膜炎。同时存在以下几点思考：①患者脑脊液检查未见明显的炎症渗出表现，虽与典型的化脓性脑膜炎不符，但脑脊液压力及滴速明显升高，提示颅内压力较高，存在病变；脑膜炎病变处于起始浆液渗出期时，可出现上述脑脊液改变；轻型脑膜炎脑脊液可无明显改变。②患者存在肺部感染表现：发热、咳嗽、咳痰、CT示肺部炎症，提示存在肺部感染，但感染较轻，不足以导致高热不退、病情迅速进展，肺部感染只是合并疾病，并不是患者最核心病症。③患者咽拭子培养发现草绿色链球菌，此菌为口腔定植菌，单次咽拭子培养阳性，无血培养及脑脊液培养结果验证，不考虑其入血形成感染；患者在做病原学培养前已使用抗生素（美洛西林），各项培养及涂片检查均未检出病原体，在无法实验室确诊的情况下，临床考虑流脑可能性最大，予以血脑屏障通透性较好且针对脑膜炎球菌的强效抗生素——头孢曲松钠治疗，患者用药后疗效显著，体温逐渐回退，皮疹消失，脑膜刺激征消失，各项感染指标恢复，治疗有效进一步验证诊断无误。根据以上临床资料，综合考虑诊断：流行性脑脊髓膜炎（轻型）。

本例患者临床表现较复杂、检查结果不典型，应注意与以下疾病鉴别。

（1）其他化脓性脑膜炎：肺炎链球菌、流感嗜血杆菌和金黄色葡萄球菌等均可引起化脓性脑膜炎，但上述病原体引起的脑膜炎发病均无季节性，无皮肤淤点、淤斑等。本例脑膜炎患者存在皮疹，故首先考虑流行性脑脊髓膜炎。

（2）病毒性脑炎：病毒感染中枢神经系统多侵犯脑实质，常见类型为流行性乙型脑炎，有严格季节性，只在夏、秋季发病；病毒性脑炎主要表现为高热、头痛、呕吐、惊厥抽搐、意识障碍、病理征阳性等，脑脊液检查透明清亮或微混，蛋白轻度升高，细胞数（50～500）×10^6/L，糖和氯化物多正常；血液感染指标多正常（除非继发细菌感染），影像学检查可见病变部位脑实质水肿；抗生素治疗无效，病程自限，治疗重点在于防治并发症。本例患者冬、春季发病，可排除流行性乙型脑炎；主要为脑膜炎表现，感染指标升高，抗生素治疗有效，可排除病毒性脑炎。

（3）麻疹：麻疹病毒引起急性呼吸道传染病，冬、春季高发，主要发生在儿童，皮疹特点为发热3～4天出疹，从颜面部向远心端发展，最后达手掌及足底，皮疹出齐后热退；成人麻疹呼吸道症状轻，全身中毒症状重，体温高，皮疹密集，皮疹脱屑且瘙痒，并发症少。若出现脑炎并发症，表现为脑实质损伤，与其他病毒性脑炎相似，抗生素治疗无效。本例患者发热第1天出疹，出疹顺序不同于麻疹，出疹后仍高热不退，主要表现为脑膜炎，不同于麻疹并发的脑炎。

（4）结核性脑膜炎：起病缓慢，病程较长，有低热、盗汗、乏力、食欲减退等症状，神经系统症状出现较晚，皮肤无淤点、淤斑，血白细胞多正常，脑脊液涂片可检出结核杆菌。本例患者急性起病，病程短，很快出现神经系统症状，脑脊液未检出结核杆菌，T-spot试验（－），几乎可排除结核杆菌感染。

3. 疾病简介

流行性脑脊髓膜炎简称流脑，是由脑膜炎奈瑟菌引起的急性化脓性脑膜炎。其主要临床表现为突发高热、头痛、呕吐和皮肤黏膜淤点、淤斑及脑膜刺激征阳性，脑脊液化脓性改变，严重者可出现败血症休克和脑实质损伤，常危及生命。该病好

笔记

发于冬、春季，儿童为主。脑膜炎奈瑟菌致病因素主要为内毒素，可引起人体微循环障碍、出血、DIC，可穿过血脑屏障引起脑脊髓膜炎。流脑临床经过：前驱期（上呼吸道感染期），多数患者止于此期，少数免疫力低下者，脑膜炎球菌形成败血症，表现为高热及全身乏力、酸痛等毒血症症状，约70%的患者可见淤点、淤斑，病情严重者淤点、淤斑迅速扩大融合，1～2天发展至脑膜炎期，此期患者剧烈头痛，喷射样呕吐，出现脑膜刺激征，经合理治疗，在2～5天进入恢复期。少数患者表现为暴发型，出现感染性休克和（或）脑实质损伤表现。轻型见于年长儿及青少年，表现为低热、轻微头痛及咽痛，皮肤出血点少，脑膜刺激征轻微，脑脊液变化不明显。主要确诊方式为脑脊液涂片，血及脑脊液培养阳性率较低。该病的治疗关键为针对性病原菌治疗，可选择青霉素类或头孢菌素类。青霉素虽对脑膜炎球菌敏感，但不易透过血脑屏障，需大剂量使用，三代头孢抗菌活性强，易透过血脑屏障，疗效佳。抗菌疗程5～7天。该病普通型及轻型预后良好，及时诊治多能治愈，暴发型病死率高，如能早期诊断与治疗，可显著降低病死率。

孙水林教授点评

本例患者为青少年女性，冬、春季发病，症状、体征提示颅内感染，脑脊液检查却未见明显异常，临床资料看似复杂矛盾，造成诊断困难，实则疾病本质清晰。患者经短暂的上呼吸道感染期进入以毒血症表现（高热、皮疹、全身酸痛）为主的败血症期，2天后进入脑膜炎期，出现典型的脑膜炎表现（剧烈头痛、喷射样呕吐、脑膜刺激征），血液感染指标均显著升高，脑脊液检查在轻型流行性脑脊髓膜炎患者可无明显改变，尤其是脑膜炎早期。在临床考虑流行性脑脊髓膜炎情况下针对性抗菌治疗取得了良好疗效，患者痊愈出院，进一步证实诊断无误。

（付文娟）

参考文献

1. 郭立春.流行性脑脊髓膜炎流行病学研究进展.解放军预防医学杂志，2017，35（6）：687-689，693.

2. 李兰娟，任红.传染病学.8版.北京：人民卫生出版社，2013.

3. PARADISE C，ALEXANDER J. An audit of local practice in suspected bacterial meningitis and meningococcal septicaemia at a UK university teaching hospital. Eur J Paediatr Neurol，2017，21：e89-e90.

笔记

003 淋巴瘤 1 例

病历摘要

患者，男，27 岁。因 "反复发热 28 天，加重伴皮疹 10 天" 于 2015 年 9 月 3 日就诊。患者体温最高 39.3 ℃，无畏寒、寒战，伴明显乏力、精神食欲差，病程初期用解热药物可退热，停药再发，后持续发热 39 ℃以上，伴全身充血性皮疹，稍有瘙痒；无咳嗽、咳痰、咽痛、头痛、腹痛、腹泻、关节肿痛等不适。外院曾查血象高，予以 "头孢哌酮＋喜炎平" 治疗 5 天，无缓解，起病以来消瘦 5 kg。既往体健。

[入院查体]　T 38.8 ℃，BP 110/68 mmHg，P 98 次 / 分，颜面部、躯干及四肢可见充血性大片融合斑丘疹（图 3-1），压之褪色；双侧颌下、颈后、腋窝下腹股沟及右侧锁骨上可触及散在多个大小不等淋巴结，最大者 1 cm×2 cm，无痛、质韧、光滑、活动度可，心、肺、腹体检（－），双下肢无水肿，病理征未引出。

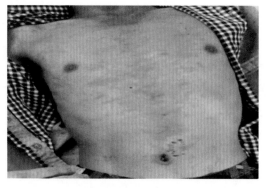

图 3-1　前胸部成片充血性大片融合斑丘疹

[辅助检查]　（2015 年 8 月 23 日）WBC 18.8×10^9/L，N% 89%；尿蛋白（++），CRP > 200 mg/L；泌尿系彩超、腹部彩超、胸部 X 线片及心电图均未见明显异常。

[初步诊断]　发热待查：感染性发热？淋巴瘤？成人斯蒂尔病？药物疹？

[治疗转归]　入院完善检查。（2015 年 9 月 3 日）WBC 6.7×10^9/L，N% 80%，Hb 99 g/L，PLT 82×10^9/L，PCT 0.72 ng/mL，红细胞沉降率（erythrocyte sedimentation rate，ESR）25 mm/h（正常值 0 ～ 15 mm/h），血清铁蛋白（serum ferritin，SF）> 1650 ng/mL（正常值 22 ～ 322 ng/mL），血清白蛋白（serum albumin，ALB）31 g/L，ALT 197.59 U/L，AST 186.47 U/L，LDH 760IU/L，凝血酶原时间（prothrombin time，PT）14.9 秒（正常值 9 ～ 13 秒），部分活化凝血酶原时间（activated partial thromboplasin time，APTT）52.3 秒（正常值 20 ～ 40 秒），D- 二聚体 5.2 μg/mL（正常值 0 ～ 2 μg/mL），CRP 68 mg/L，疟疾血涂片、HIV 病毒抗体检测、汉坦病毒 IgM 检测、肥达反应、结核抗体、自身抗体均阴性。CT 示两肺炎症，胸腔积液，脾大，腹膜后淋巴结肿大。颅脑 CT 未见异常（图 3-2）。多次血培养均阴性。骨髓涂片示粒系增生，核左移，杆状核细胞多见。入院后暂予以左氧氟沙星（0.5 g，静脉滴注，每日 1 次）抗感染及护肝等对症支持治疗，患者仍高热不退，为 39 ～ 40 ℃，明显乏力、精神食欲较差。躯干皮疹蔓延至四肢末端，并融合成片，部分呈出血点、色素沉着，无痒感（图 3-3），于 2015 年 9 月 5 日行腹股沟淋巴结活检术，9 月 7 日淋巴结病理示淋巴瘤（未分型），遂转至血液科进一步诊治。

[转出诊断]　淋巴瘤。

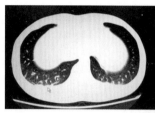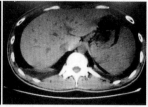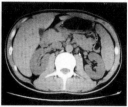

图 3-2　CT 可见两肺炎症，胸腔积液，脾大，腹膜后淋巴结肿大

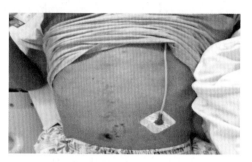

图 3-3　患者皮疹融合成片，可见散在出血点

病例分析

1. 病例特点

（1）流行病学：患者为青年男性，夏、秋季起病。

（2）临床特征：急性起病，持续发热 1 个月，伴乏力、纳差、消瘦，抗感染治疗效果差，用药期间出现皮疹，无明显瘙痒，全身淋巴结肿大。

（3）辅助检查：血象、ESR、CRP 稍高，SF 明显升高，轻中度肝损伤表现（转氨酶升高、凝血功能异常）。CT 示两肺炎症、肝脾大、腹膜后淋巴结肿大。骨髓涂片示粒系增生，核左移，杆状核细胞多见。淋巴结活检病理示淋巴瘤。

2. 诊疗思路

本例患者为青年男性，慢性发热伴全身无痛性淋巴结肿大、肝脾大、消瘦、抗感染治疗无效，应重点考虑淋巴瘤，行淋巴结活检病理学检查即可诊断。此外，还应与以下疾病鉴别。

（1）以长期发热和淋巴结肿大为突出表现的传染病：①伤寒，可表现为持续发热、皮疹、淋巴结肿大、肝脾大，检查可见白细胞下降，PCT、CRP升高，肥达反应可帮助诊断，确诊有赖于病原学检查培养出伤寒杆菌。该病用敏感抗生素（喹诺酮类、三代头孢类）疗效好。②结核病，一般表现为结核感染中毒症状，如低热、盗汗、淋巴结肿大，根据结核杆菌入侵部位有不同表现，如肺结核表现为长期咳嗽、咳痰、消瘦，可出现咯血；消化道结核表现为腹痛、腹泻、消瘦、腹部包块等；淋巴结结核表现为淋巴结肿大、粘连、疼痛，甚至破溃；病原学检查（痰涂片、局部组织病理检查）见结核杆菌可确诊。

（2）药物热：本例患者在用药过程中体温进一步升高，且出现皮疹，应排除前期感染治愈后出现药物热。药物热为药物引起的变态反应，表现为原发病已有好转，而体温仍高或体温一度下降后再度升高，临床上找不到引起发热或发热加重的确切原因时，均要考虑药物热的可能。若停药后体温在24～48小时恢复正常，则强烈提示药物热。若再次用药后又出现发热则确诊无疑。

（3）成人斯蒂尔病：病因尚不清楚，临床特征为发热、关节痛、皮疹、肌痛、淋巴结肿大、中性粒细胞增多及血小板增多，严重者伴系统损伤。由于无特异性诊断标准，需排除感染、肿瘤才考虑该病。

3. 疾病简介

淋巴瘤是原发于淋巴结或节外淋巴组织的恶性肿瘤。临床以进行性无痛性淋巴结肿大为主要表现，常伴发热及肝脾大，晚期有贫血和恶病质。20～40岁多见，男性多于女性。按病理学改变，淋巴瘤分为霍奇金淋巴瘤和非霍奇金淋巴瘤。对无痛性进行性淋巴结肿大，尤其伴发热时应考虑该病的可能，淋巴结病理切片是最可靠的确诊手段。红细胞沉降率、血清乳酸脱氢酶等可以判断疾病的活动性。淋巴瘤的主要治疗措施是放疗和化疗，应根据正确的病理分型、疾病分期、预后及生理状态制定合理的治疗方案。淋巴瘤的治疗已取得很大进步，霍奇金淋巴瘤已成为化疗可治愈的肿瘤之一。

孙水林教授点评

本例发热待查患者为青年男性，主要表现为慢性发热伴全身无痛性淋巴结肿大、肝脾大、消瘦、抗感染治疗无效，应首先排除淋巴瘤，若条件许可应尽快完善淋巴结活检；在结果出来前，根据患者检查提示感染指标升高，CT提示肺部感染，应积极予以合适的抗生素经验性治疗，治疗结果亦可为诊治提供方向。

（付文娟）

参考文献

1. 李兰娟，任红.传染病学.8版.北京：人民卫生出版社，2013.

2. 葛均波，徐永健，王辰.内科学.8版.北京：人民卫生出版社，2013.

3. AYARI Y，TAKTAK T，BOUSSAFFA H，et al. Retroperitoneal extra-adrenal non-Hodgkin lymphoma：An uncommon presentation. Urol Case Rep，2019，23：34-36.

4. 张淑敏，周晓杰，鲍万国，等.成人STILL病108例临床分析.医学与哲学（B），2018，39（11）：47-50，60.

5. 高永友，陈大洋.28例药物热临床分析.深圳中西医结合杂志，2017，27（20）：134-135.

004 恶性疟疾 1 例

病历摘要

患者，男，27 岁。因"反复高热伴乏力 6 天"于本院就诊，反复畏寒、寒战，高热 39 ～ 40 ℃，发热持续数小时后自行发汗退热至正常，伴明显全身乏力、肌肉酸痛、头晕不适，无头痛、咳嗽、咳痰、腹痛、呕吐等不适，小便浓茶色，发热发作无明显规律。20 天前曾去非洲旅行。

[入院查体] T 36.8 ℃，P 112 次 / 分，BP 128/80 mmHg，神清，浅表淋巴结无肿大，皮肤、巩膜轻度黄染，睑结膜苍白，颈软，双肺呼吸音粗，未闻及干、湿性啰音，腹平软，全腹无压痛及反跳痛，肝肋下未触及，脾左侧肋下 4 cm，质软、无触痛、表面光滑，Murphy 征（－），移动性浊音（－），肠鸣音正常，双下肢无水肿。

[辅助检查] 血常规示 RBC 3.33×10^9/L，Hb 104 g/L，PLT 69×10^9/L。尿常规示尿蛋白（＋），尿隐血（＋＋）。肝功能示 ALT 70 U/L，AST 25 U/L，TBIL 50.6 μmol/L，DBIL 26.4 μmol/L。

[初步诊断] 发热待查：疟疾？

[治疗转归] 嘱患者休息，清淡饮食，监测生命体征。入院后予以护肝、退热、补液等对症支持治疗。入院完善检查：血涂片检查见疟原虫，血常规示 Hb 90 g/L，ALT 56 U/L，AST 120 U/L，TBIL 75 μmol/L，DBIL 29 μmol/L，血尿素氮（blood urea nitrogen，BUN）9.2 μmol/L，肌酐（creatinine，Cr）92 μmol/L。

笔记

尿常规示尿隐血（++），尿蛋白（+++）。CT 示脂肪肝、脾大（图 4-1），颅脑及肺部 CT 未见明显异常。就诊当天急查血涂片发现疟原虫，即予以氯喹 1.0 g，口服，8 小时后再次予以 0.5 g，接下来 2 天再分别予以 0.5 g。完善葡萄糖 -6- 磷酸氢酶（glucose-6-phosphate dehydrogenase，G-6-PD）活性检查未见异常后于第 2 天开始加用伯氨喹 12.5 g，口服，每日 3 次，联用 2 天。第 3 天复查血涂片阴性。患者入院后 3 天内仍反复发作寒战、高热、大汗热退，发作时患者诉感寒冷，以双层棉被覆盖包裹仍无法缓解，同时出现明显的寒战、全身抖动、口唇青紫、面色苍白、四肢冰凉，持续 10 余分钟，患者体温升至 40 ℃左右，感燥热、全身酸痛、头晕，发热持续 1～3 小时，患者逐渐出现全身大汗，衣服湿透，体温恢复正常，患者精神极差，血红蛋白进行性下降至 77 g/L，予以输血、补液等对症治疗。第 4 天开始体温恢复正常，精神状态逐渐好转。小便转清，结束抗疟原虫治疗后继续对症支持治疗 1 周，出院复查：血常规示 Hb 93 g/L，尿隐血、尿蛋白均阴性，ALT 53 U/L，AST 27 U/L，TBIL 23.6 μmol/L，DBIL 7 μmol/L。

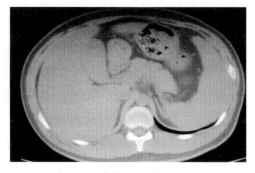

图 4-1　腹部 CT 平扫示脾大

[出院诊断]　恶性疟疾。

病例分析

1. 病例特点

（1）流行病学：患者为青年男性，发病前曾在疟疾疫源地逗留。

（2）临床特征：急性起病，反复发作的寒战、高热、发汗、退热，小便酱油色，发作时间无明显规律。查体见贫血外貌，脾大。

（3）辅助检查：血红蛋白进行性降低，尿蛋白、尿隐血均为阳性，肝损伤，脾大，血涂片检见疟原虫。

（4）治疗转归：患者入院后予以抗疟原虫治疗，疗效明显。

2. 诊疗思路

本例患者以典型的疟疾发作表现（寒战、高热、大汗、热退）就诊，同时可见溶血表现，如贫血、酱油样尿，此时应高度怀疑疟疾，进一步追问病史，详细了解患者疟疾疫源地接触史（患者发病前曾往非洲旅行），为进一步明确诊断，立即进行血液厚薄涂片查找疟原虫，显然根据患者典型临床表现、流行病学特征及病原学结果，诊断疟疾明确，同时根据患者疟疾发作无明显时间规律、病情较重，进一步明确诊断为恶性疟疾。恶性疟疾治疗选用两种药物联用，杀灭红细胞内疟原虫的氯喹及杀灭配子体的伯氨喹，经抗疟原虫治疗结合适当对症处理，患者病情迅速缓解。

3. 疾病简介

疟疾是由人类疟原虫感染引起的寄生虫病，主要由雌按蚊叮咬传播。疟原虫先侵入肝细胞发育繁殖，再侵入红细胞繁殖，引起红细胞成批破裂而发病。临床上以反复发作的间歇性寒战、高热，继之出现大汗后缓解为特点。间日疟和卵形疟间歇期约为 48 小时，三日疟约为 72 小时。恶性疟疾间歇期无明显规律，为 36 ~ 48 小时。反复发作造成的大量红细胞破坏，可使患者出现不同程度的贫血和脾大，大量红细胞血管内裂解，可引起高血红蛋白血症，出现腰痛、酱油样尿，严重者可出现中度以上贫血、黄疸，甚至发生急性肾衰竭，称为溶血性尿毒症，亦称黑尿热。间日疟及卵形疟可出现复发，恶性疟疾病情较重，并可引起脑型疟疾等凶险发作。疟疾诊断根据流行病学特征、临床表现及病原学检查（血涂片见疟原虫）可确定。治疗中，最重要的是杀灭红细胞内疟原虫。必须先应用一种杀灭红细胞内裂殖体增生疟原虫的药物，如氯喹或青蒿琥酯等。做 G-6-PD 活性检测，若结果正常，则再应用一种杀灭红细胞内疟原虫配子体和迟发型子孢子的药物，目前只有伯氨喹预防复发或传播。该病预防在于灭蚊、防止被按蚊叮咬，诊断高危人群可进行药物预防。

🗒 孙水林教授点评

本例患者为青年男性，因间歇性高热 6 天就诊，临床表现特点鲜明：间歇发作性寒战、高热、大汗热退。临床上遇此典型的疟疾发作表现应立即识别，问诊时详细了解患者近期疫区逗留情况，同时查血涂片明确诊断。本例患者诊断疟疾明确，根据高热发作无明显规律可判断为恶性疟疾，恶性疟疾病情较重，可引起黑尿热、脑型疟疾等严重并发症，已经确诊应立即进行抗疟原虫治疗，同时积极对症支持治疗并预防并发症。本例患者出现进行性贫血，但属轻度；出现血红蛋白尿，所幸未出现明显肾损伤；整个病程中患者意识清醒，未出现脑型疟疾；加之诊治及时有效，预后良好。

（付文娟）

参考文献

1. 李兰娟，任红 . 传染病学 . 8 版 . 北京：人民卫生出版社，2013.

2. 葛均波，徐永健，王辰 . 内科学 . 8 版 . 北京：人民卫生出版社，2013.

笔记

005 恙虫病1例

病历摘要

患者，男，50岁。因"反复发热伴头痛2周"于我院就诊，发病前1周曾上山砍柴，其间被虫子咬伤（具体不详），发热前畏寒、寒战，体温最高39.5℃，伴有剧烈头痛、咳嗽、咳白痰，无恶心、呕吐、胸痛、肌肉关节疼痛、腹痛、腹泻、尿频、尿痛等不适。当地医院予以"消炎"治疗，无缓解。

[入院查体] T 38.6℃，BP 126/82 mmHg，P 98次/分，急性病容，神志清楚，颜面充血，球结膜无水肿，胸腹部散在数个红色充血丘疹，无痒感，右腹股沟下可见一焦痂，大小约0.5 cm×0.5 cm，伴周围红肿（图5-1），无明显痛痒感，右侧腹股沟区可触及数枚肿大淋巴结，最大者为1.0 cm×1.0 cm，活动度可，无压痛，双肺呼吸音粗，未闻及干、湿性啰音，心脏（－），腹部（－），病理征未引出。

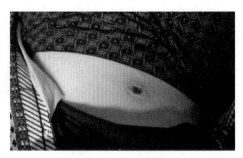

图5-1 右腹股沟下焦痂

[辅助检查] 血常规示WBC $6.93×10^9$/L，N% 62%，嗜酸性粒细胞绝对值0.01。生化检查示AST 76 U/L，肾功能正

常，LDH 503 IU/L，MB 115 ng/mL。尿常规示尿蛋白（＋）。

[初步诊断]　发热待查：恙虫病？

[治疗转归]　考虑恙虫病，入院后暂予以多西环素（0.2 g，静脉滴注，每日 1 次）抗感染及对症支持治疗。完善检查：PCT 1.55 ng/mL，Ft > 1650 ng/mL，多次血培养（－），肥达反应（－），自身抗体检查未见异常。CT 检查示双下肺炎症、胸腔积液、心包积液、脾大（图 5-2）。用药第 2 天体温即恢复正常。继续多西环素抗感染，完成疗程至体温正常 7 天后出院。半个月后门诊随诊，患者一般情况良好，右侧腹股沟处焦痂已脱落（图 5-3）。

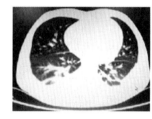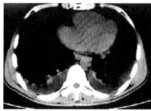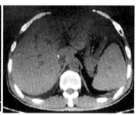

图 5-2　胸腹部 CT 示双下肺炎症、胸腔积液、心包积液、脾大

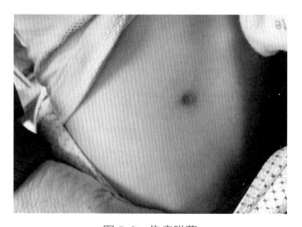

图 5-3　焦痂脱落

[出院诊断]　恙虫病。

病例分析

1. 病例特点

（1）流行病学：患者为中年男性，发病前有林区活动史。

（2）临床特征：急性起病，发热2周，颜面充血，皮疹、焦痂、焦痂附近淋巴结肿大。

（3）辅助检查：血象不高，肝脏、心肌受损。

（4）治疗转归：多西环素治疗效果明显。

2. 诊疗思路

本例患者为中年男性，因"反复发热伴头痛2周"于秋季就诊，症状无特异性表现，仅提示感染性发热可能性。重点在于查体发现恙虫病特异性表现：焦痂及焦痂部位引流区淋巴结肿大。结合流行病学特征（患者为农民，生活在疫区，起病前3周有野外虫子叮咬史）即可临床诊断为恙虫病。在一般医院缺乏特异性实验室病原学检查情况下，排除其他发热疾病，即诊断恙虫病，予以特异性药物（多西环素、氯霉素、四环素等）治疗，本例患者疗效佳，进一步反证诊断的正确性。

3. 疾病简介

恙虫病又名丛林斑疹伤寒，是由恙虫东方体引起的一种急性自然疫源性传染病。该病主要流行于亚洲太平洋地区，尤以东南亚多见，我国多地区均有感染病例报道，我省为多发地区。鼠类是主要传染源。该病通过恙螨幼虫叮咬传播给人，人对该病普遍易感，从事野外劳动、较多接触丛林杂草的青壮年因暴露机会多而发病率较高。该病散发，在夏、秋季高发，临床上以叮咬部位焦痂或溃疡形成、发热、皮疹、淋巴结肿大、

笔记

肝脾大及外周血白细胞数量减少为特征，可出现肝炎、肺炎、心肌炎、脑膜炎等并发症。该病诊断主要依靠流行病学特征及临床表现，外斐试验可帮助诊断，但特异性不高，血清学免疫检测特异性较高。氯霉素、四环素、多西环素对该病有良好疗效，用药后大多在 1 ～ 3 天退热，热退后剂量减半，再用 7 ～ 10 天，预防复发。该病若能早期诊断及有效治疗，预后良好，病死率为 1% ～ 5%，死亡病例多因出现多器官功能衰竭、肺或消化道大出血等严重并发症。该病预防在于灭鼠，避免恙螨幼虫叮咬。

孙水林教授点评

恙虫病的诊断主要依靠流行病学加上焦痂体征，尤其是焦痂为其特异性体征，故临床工作者对来自疫区的患者，怀疑恙虫病史应详细查体，尤其注意皮肤皱褶隐蔽处，如腋窝、腘窝、腹股沟及外阴等处，一旦发现特征性焦痂及焦痂附近肿大淋巴结，即可临床诊断为恙虫病。恙虫病患者只要及时确诊，予以特异性治疗，预后良好。若贻误诊断，治疗不及时，病情进展出现严重并发症，可大大增加病死率。本例患者在基层医院就诊过程中未发现特异性体征，出现误诊，常规抗生素治疗无效，幸而至我院立即被确诊，救治及时，预后良好。

（付文娟）

参考文献

1. 李兰娟，任红 . 传染病学 . 8 版 . 北京：人民卫生出版社，2013.

2. 葛均波，徐永健，王辰 . 内科学 . 8 版 . 北京：人民卫生出版社，2013.

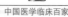

006 溃疡性结肠炎 1 例

病历摘要

患者，女，23 岁，公司职员。因"反复腹泻 1 个月，伴发热半个月"于我院就诊，大便稀糊状，3 ~ 4 次 / 日，伴腹痛，无黏液血便、里急后重，自服"左氧氟沙星"，腹泻缓解，半个月前出现发热，由低热逐渐转为高热，体温最高 39.7 ℃，每日腹泻 6 次，性质同前，无畏寒、寒战、咳嗽、咳痰、恶心、呕吐等不适。再服"左氧氟沙星"无效；1 个月消瘦 3 kg 左右。半年前曾出现类似腹泻症状，自行服用"消炎药"缓解（具体不详）。

[入院查体] T 37.8 ℃，BP 130/92 mmHg，P 90 次 / 分，贫血外貌，两侧舌咽弓均见 3 mm×3 mm 小溃疡，两侧腹股沟触及散在肿大淋巴结，最大 0.5 cm×0.5 cm，质软、活动度可、无压痛，心肺（－），腹平软，无压痛、反跳痛，肝脾未触及，Murphy 征（－），双下肢无水肿，病理征未引出。肛诊：膝胸位，肛周 3 个瘘口，距肛门 1 cm 位于 1 点钟方向 1 个瘘口，4 点钟方向 2 个瘘口，有脓性分泌物溢出，距肛门 1 cm 位于 12 点钟方向息肉样肿物数枚，指套退出染血。

[辅助检查] CRP 46 mg/L。血常规示 WBC 11.6×10^9/L，N% 70%，Hb 104 g/L，红细胞比容（hematocrit，HCT）、平均红细胞血红蛋白（mean erythrocyte hemoglobin，MCH）、平均红细胞容积（mean red blood cell volume，MCV）均降低，PLT

$421 \times 10^9/L$。肝肾功能、胸部X线片未见异常。

[初步诊断] 腹泻待查：肠道感染？炎症性肠病？肠道肿瘤？

[治疗] 考虑肠道感染可能，入院暂予以左氧氟沙星（0.4 g，静脉滴注，每日1次）抗感染。完善检查：ESR 116 mm/h，PCT 0.14 ng/mL。粪便常规：黄软，隐血（－），镜检未见异常，血培养、粪便培养均未见生长菌群。血清肿瘤标志物未见异常，P-ANCA（＋），抗核抗体（＋），S型滴度1∶160。腹部CT平扫＋增强：回盲部及结、直肠壁广泛增厚强化（图6-1）。

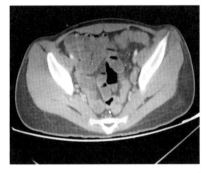
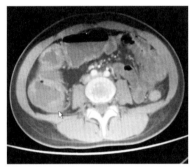

图6-1 腹部CT：回盲部及结肠、直肠壁广泛增厚强化

经左氧氟沙星抗感染治疗3天，患者腹泻、发热症状无明显改善，结合患者检查结果：感染指标无明显异常，自身抗体阳性，CT可见肠壁异常。考虑自身免疫性疾病可能，且不能排除肿瘤，停用抗生素，行结肠镜检查：乙降结肠交界处见菜花样新生物，累及肠管一圈，质脆易出血（图6-2）。组织病理结果：炎性肠病。结合临床需排除肠结

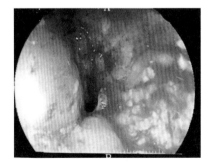

图6-2 结肠镜检查：乙状结肠与降结肠交界处见菜花样新生物

笔记

核，补查结核菌素试验（PPD 试验）、T-spot 试验均阴性。

[修正诊断] 溃疡性结肠炎。

[治疗转归] 明确诊断后予以激素抗感染治疗，患者体温减退，腹泻、腹痛症状逐渐缓解，一般情况好转，出院继续服用激素治疗，逐渐减量。

病例分析

1. 病例特点

（1）流行病学：患者为年轻女性，秋季以发热、腹泻、腹痛就诊。

（2）临床特征：近半年反复出现发热、腹泻、腹痛表现，伴消瘦，抗生素治疗有效但无法完全缓解。查体：贫血外貌，口腔溃疡，腹股沟淋巴结肿大，肛诊可见多个肛瘘，直肠内触及息肉，指套沾染脓血，腹部无压痛，未触及包块。

（3）辅助检查：血象、炎症指标明显升高，自身抗体阳性，影像学见回盲部及结、直肠壁广泛增厚强化；结肠镜检查示乙降结肠交界处新生物，累及肠管一圈，质脆易出血。组织病理结果示炎性肠病。结核检查各项均为阴性。

（4）治疗转归：抗生素治疗无明显效果，糖皮质激素治疗有效。

2. 诊疗思路

本例患者为育龄期女性，秋季以发热、腹痛、腹泻就诊，临床需考虑以下几种疾病，并从这几个方向进一步问诊、查体及完善检查。

（1）急性细菌性痢疾：沙门菌感染引起的急性消化道传播疾病，主要侵犯直肠乙状结肠，夏、秋季高发，典型临床特征为发热、腹痛、腹泻、黏液血便及里急后重，查体左下腹压痛，实验室检查可见炎症指标（血象、ESR、PCT 等）明显升高，粪便检查可见大量红细胞和白细胞，粪便培养出沙门菌，抗生素治疗有效。本例患者秋季发病，有发热、腹痛、腹泻、炎症指标升高等特点均提示该病可能，故极易误诊为此病。进一步分析提出质疑：患者反复出现发热、腹泻，粪便培养阴性，抗生素治疗无明显效果，有贫血、消瘦等慢性消耗疾病表现，故应完善腹部影像学甚至结肠镜检查排除其他疾病。

（2）溃疡性结肠炎：由多种病因引起、异常免疫介导的特发性肠道炎症性疾病，有终身复发倾向，主要累及乙状结肠和直肠，多见于 20 ～ 30 岁人群。典型临床表现为反复发作的腹痛、腹泻、黏液脓血便，中至重型患者可出现发热，高热提示合并感染。缓解期无明显体征，发作时可有左下腹压痛，活动期辅助检查：炎症指标升高，粪便检见红白细胞，细菌学检查阴性，自身抗体（P-ANCA）阳性。抗生素治疗无效，结肠镜＋活检可确诊。

（3）肠结核：结核杆菌感染引起的慢性肠道疾病，主要累及回盲部，少数可累及结肠、回肠，青壮年高发，多伴有原发肠外结核表现，如肺结核。患者典型表现为结核感染中毒表现，如低热、盗汗、消瘦、乏力等，肠道受损表现，如腹痛、腹泻或便秘，查体见右下腹压痛、腹部包块。辅助检查可见 PPD、T-spot 试验阳性，肠镜可见受累肠壁环形增厚，炎症浸润、溃疡、干酪样坏死及抗酸杆菌阳性。本例患者入院后为排

笔记

除肠结核行相关结核检查均阴性。

（4）肠道肿瘤：多见于中年以后，直肠肿瘤表现为大便性状改变，经直肠指检可触及肿块；结肠肿瘤，可在腹部触及肿块。辅助检查见长期大便潜血阳性，行肠镜＋活检病理学检查可确诊。

综上分析，本例患者为年轻女性，反复出现发热、腹泻，病原学检查阴性，抗生素治疗无明显效果，结核试验阴性，故可排除普通肠道感染及结核特异性感染；有贫血、消瘦等慢性消耗疾病表现，自身抗体阳性，进一步行结肠镜及病理检查，确诊为溃疡性结肠炎，糖皮质激素治疗效果明显。

3. 疾病简介

炎症性肠病是一类由多种病因引起的、免疫介导的肠道慢性及复发性炎症，有终身复发倾向。溃疡性结肠炎即是一种常见的炎症性肠病，多见于 20 ～ 40 岁青壮年，病变主要限于大肠黏膜与黏膜下层，呈连续性弥漫性分布。溃疡性结肠炎最主要的临床表现为反复发作的腹泻、黏液脓血便及腹痛，多为亚急性起病，呈慢性经过，发作与缓解交替。中至重型活动期患者多伴有发热、营养不良表现。此外，部分患者可伴随其他系统自身免疫紊乱疾病，如外周关节炎、结节性红斑、强直性脊柱炎等。辅助检查可见自身抗体（P-ANCA）阳性为诊断炎症性肠病较特异性特征，确诊需根据肠镜检查及病理结果。炎症性肠病最常见的严重并发症为中毒性巨结肠及直结肠肿瘤，应重点防治。炎症性肠病的治疗主要为控制急性发作，促进黏膜愈合，维持缓解，减少复发，防治并发症。活动期患者需用激素，甚至免疫抑制剂控制疾病进展，缓解期则主要以 5- 氨基水杨酸制剂维持。出现并发症时适时进行手术治疗。炎症性肠病呈慢性经过，大部分患者反复发作，轻度及长期缓解者预后良好。急性爆发、有并发症及年龄超过 60 岁者预后不良。

孙水林教授点评

　　本例患者为年轻女性，以发热、腹痛、腹泻就诊，实验室检查炎症指标明显升高，按临床上常见病优先考虑原则应考虑急性肠道感染，予以抗生素治疗，有一定疗效，但患者无法完全缓解，此时应考虑其他非感染疾病。进一步追问病史，患者半年前有类似腹痛、腹泻发生，结合患者有消瘦、贫血等慢性消耗疾病表现，查体可见口腔溃疡、腹股沟淋巴结肿大、肛瘘等，应重点排除炎症性肠病，进一步查自身抗体、结核感染指标、肠镜检查 + 活检病理，明确诊断为溃疡性结肠炎，同时排除肠结核及肿瘤，明确诊断，予以对应治疗，患者症状很快缓解。故此临床医生在处理发热、腹痛、腹泻患者时，若是遇到感染无法解释的情况，应考虑其他非感染性疾病，而不是一味升级抗生素。

（付文娟）

参考文献

1. 李兰娟，任红 . 传染病学 . 8 版 . 北京：人民卫生出版社，2013.

2. 葛均波，徐永健，王辰 . 内科学 . 8 版 . 北京：人民卫生出版社，2013.

3. 姚萍，陈玲，孙健，等 . 外周血内 PCT、CRP、ESR、PLT 水平对炎症性肠病的预判价值分析 . 国际检验医学杂志，2019，40（22）：2762-2766.

笔记

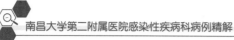

007 布鲁菌病 1 例

病历摘要

患者，男，38 岁。因"反复发热伴关节痛 2 个月"于 2015 年 7 月就诊，以下午、夜间发热为主，体温最高 39.7 ℃，伴夜间盗汗，晨起体温回退至正常，伴畏寒、寒战、疲乏无力、腰椎关节及髋关节胀痛，无咳嗽、咳痰、头痛、胸闷、恶心、呕吐、腹痛、腹泻等不适，外院诊治，未明确发热原因，予以"抗感染"治疗无缓解，1 个月前至当地胸科医院，考虑"结核"可能性大，予以诊断性抗结核治疗 2 周，症状无缓解。发病半个月前有死羊接触史。

[入院查体]　T 37.0 ℃，P 70 次 / 分，BP 130/90 mmHg，皮肤未见出血点、皮疹，浅表淋巴结未触及，颈软，心、肺、腹部（－），各关节未见红肿、压痛，病理征未引出。外院行头颅、胸腹部 CT，腰椎 MRI，支气管镜，T-spot、PPD 试验，生化检查，血常规，PCT、自身抗体、风湿标志物等检查均未见异常。

[初步诊断]　发热待查：布鲁菌病？败血症？

[治疗]　入院暂予以四环素（0.5 g，每 4 小时 1 次）＋利福平（0.9 g，每日 1 次）抗感染。完善检查：ESR 46 ng/mL，CRP、PCT 均未见异常，血涂片未见疟原虫。血培养：马耳他布鲁菌。

[修正诊断]　布鲁菌病。

[治疗转归] 诊断明确后，为提高疗效及兼顾患者肝功能受损，于第 3 天改为多西环素 0.2 g + 阿米卡星 0.4 g，静脉滴注，每日 1 次，抗感染治疗。患者入院治疗后体温渐降，于第 7 天恢复正常，经护肝治疗，肝功能恢复正常，继续巩固 3 天出院，嘱患者出院后继续口服多西环素 + 利福平，疗程 6 周。疗程完成后患者门诊复诊，自诉出院后体温未出现波动，一般情况良好，已按医嘱完成疗程。

病例分析

1. 病例特点

（1）流行病学：患者为壮年男性，发病前有接触死羊史。

（2）临床特征：主要症状为长期发热、多汗、乏力、大关节痛。热型为波形热。

（3）辅助检查：感染指标不高，结核相关检查阴性，各脏器影像学检查未见明显异常。

（4）治疗转归：普通抗感染治疗及抗结核治疗无效，予以针对布鲁菌治疗（多西环素 + 利福平 / 阿米卡星）疗效明显。

2. 诊疗思路

本例患者以长期发热、多汗、乏力、大关节痛就诊。发热特点为午后、夜间发热，伴盗汗，首先应排除结核病：结核杆菌感染引起的慢性感染性疾病，可以累及全身各个系统，但肺部受累最常见，主要临床表现有低热、盗汗、淋巴结肿大，根据结核杆菌入侵部位有不同表现，如肺结核表现为长期咳嗽、咳痰、消瘦，可出现咯血；消化道结核表现为腹痛、腹

37

泻、消瘦、腹部包块等；淋巴结结核表现为淋巴结肿大、粘连、疼痛，甚至破溃；病原学检查（痰涂片、局部组织病理检查）见结核杆菌可确诊。本例患者有明显慢性感染中毒表现（午后及夜间发热、盗汗、乏力、淋巴结肿大等），同时伴大关节疼痛，有骨关节结核可能；为明确诊断外院行头颅、胸腹部CT，腰椎 MRI，甚至行支气管镜均未发现感染灶，行 T-spot、PPD 试验等结核特异性检查均未见异常，最后予以"诊断性抗结核治疗"无效，综上，可排除结核。

进一步问诊及查问病史可发现患者热型为波状热，伴多汗，关节疼痛为大关节，呈游走性，同时肝脾、淋巴结均肿大，此时应考虑同样是胞内寄生的布鲁菌感染。为明确诊断进一步询问病史：发病前有死羊接触史；停普通抗生素治疗，多次多部位采血行血培养，并予以布鲁菌病针对性抗生素治疗，患者发热、多汗、关节疼痛症状在用药后出现明显缓解，且血培养结果为马耳他布鲁菌。诊断布鲁菌病明确，继续抗感染治疗完成疗程。因及时有效治疗，患者痊愈，未出现慢性关节损伤或畸形等情况。后续随访未见复发。

3. 疾病简介

布鲁菌病，又称波状热，是布鲁菌引起的动物源性传染病。该病在世界各国都有不同程度流行，国内多见于牧区，部分农村及畜品加工厂偶见发病。羊、牛、猪等病畜为传染源，牧民接羔、剪毛、挤奶、剥皮，兽医医治病畜，甚至普通人群直接饮用带菌牛奶或食用带菌畜肉均可引起发病。该病全年可发，4～8月为高发期。临床上以长期发热、多汗、乏力、关节疼痛、肝脾及淋巴结肿大为特点，病程长于 1 年为慢性期，骨关节损伤常是慢性布鲁菌病的最主要临床表现，重症患者运动受限，关节呈屈曲畸形、强直及肌肉萎缩。根据病畜接触流行病学史，波状热、乏力、多汗、关节痛等临床表现及病原学检查阳性即可确诊。该病急性期通常选利福平＋多西环素或利福平＋链霉素（或庆大霉素或阿米卡星）等联合治疗，疗程 6 周。该病预防在于及时检出、隔离病畜，做好粪便管理，保护水源，对从事可能接触病畜者做好防护，密切关注接触疫区家畜人员，予以接种疫苗。

孙水林教授点评

　　本例患者为壮年男性，主要表现为慢性低热、盗汗、关节痛，同时淋巴结肿大，临床极易首先考虑到结核病，本例患者在外院一直按结核病进行各项检查甚至治疗，在错误的方向上花费大量资源。因此，在临床上遇见此种在考虑结核的路上走不通的情况时，不应一味深入检查，甚至诊断性抗结核，应拓宽视野，考虑其他可能疾病。其实此例布鲁菌病患者症状典型，只需完善病史，及时进行血培养即可明确诊断，予以针对性治疗，一般疗效佳，预后良好，若诊断贻误，治疗不当，导致疾病进入慢性期，将可能出现不可逆性关节损伤、畸形。因此，临床遇到长期低热、发汗、关节疼痛、淋巴结肿大的患者，应询问有无牛、羊接触史，排除布鲁菌病。

（付文娟）

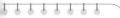 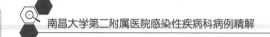

参考文献

1. 李兰娟，任红 . 传染病学 . 8 版 . 北京：人民卫生出版社，2013.

2. 葛均波，徐永健，王辰 . 内科学 . 8 版 . 北京：人民卫生出版社，2013.

3. 王旭斌，张芳彬，李小军 . 甘肃省庄浪县一起饮用布鲁氏菌病病畜牛奶的调查 . 疾病预防控制通报，2011，26（1）：15，25.

4. 苗长青 . 地区布鲁氏菌病流行病学特征分析 . 航空航天医学杂志，2019，30（8）：993-994.

008 肾综合征出血热 1 例

📋 病历摘要

患者，男，41 岁，江西抚州人，农民。因"发热伴头痛腰痛 5 天"于 2015 年 8 月 24 日上午入院，患者起病以来持续高热 39 ～ 40 ℃，发热前寒战，伴明显头痛、腰痛、全身乏力，无呕吐、胸痛、腹痛、咳嗽、咳痰、尿频、尿急、尿痛，解稀水样黄便，每日 4 ～ 6 次，无黏液血便、里急后重，小便量少，当地诊所予以"抗感染"治疗 4 天（具体不详），无明显疗效。

[入院查体] T 39.2 ℃，BP 90/64 mmHg，神志清楚，表情痛苦，颜面潮红，双侧球结膜水肿，左侧球结膜片状出血，睑结膜充血，巩膜无黄染，胸部皮肤潮红，心率 110 次 / 分，心律齐，两肺呼吸音粗，腹部平坦，腹肌稍硬，全腹有压痛及反跳痛，肝、肾区有叩击痛，双下肢未见水肿，病理征未引出。

[辅助检查] 血常规示（2015 年 8 月 20 日）WBC $12×10^9$/L，N% 80%。尿常规示尿蛋白（++）。

[初步诊断] 发热待查：肾综合征出血热？

[治疗] 入院后，告病重，重症监护、低流量给氧，记录 24 小时尿量。暂给予扩容补液对症治疗，利巴韦林（500 mg，静脉滴注，每 12 小时 1 次）抗病毒治疗。完善检查：（2015 年 8 月 24 日）血常规示 WBC $12.25×10^9$/L，N% 74.8%，

PLT 69×10^9/L，尿常规示尿蛋白（+），PCT 0.37 ng/mL，ESR 11 mm/h，ALB 28.8 g/L，ALT 226 U/L，AST 105 U/L，CK 579IU/L，CK-MB 12.77 IU/L，LDH 874 IU/L，MB 439.4 ng/mL，汉坦病毒 IgM（+），汉坦病毒 IgG（+）。胸腹部 CT 示两肺渗出实变，少量胸水，心包积液，脾大，双肾肿大（图 8-1）。

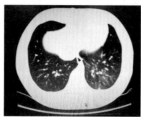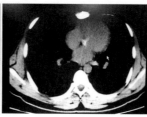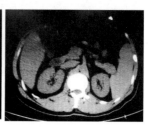

图 8-1 胸腹部 CT：两肺渗出实变，少量胸水，心包积液，脾大，双肾肿大

[修正诊断] 肾综合征出血热（危重型）。

[治疗转归] 入院当日诊断明确后继续予以抗病毒、对症支持治疗；患者仍持续高热 39 ～ 40 ℃，当日下午出现血压急剧下降至 70/50 mmHg，且出现呼吸困难，意识障碍。入院 8 小时尿量约 100 mL，急查动脉血气分析：pH 7.52，$PaCO_2$ 35.7 mmHg，PaO_2 58 mmHg，SaO_2 93%，HCO_3^- 25.5 mmol/L。急查胸部 CT：两肺大片渗出实变（图 8-2）。患者出现循环、呼吸衰竭，意识障碍病情危重，转入 ICU 进一步诊治，患者随后出现多器官功能衰竭（肾脏、肝脏、心脏、凝血系统、呼吸系统等），体温维持在 39 ～ 40 ℃，虽积极抗病毒及对症支持治疗（抗休克、强心、利尿、抗心律失常、镇静、呼吸机辅助呼吸等），仍无改善。9 月 3 日复查：WBC 18.08×10^9/L，N% 68.8%，PLT 99×10^9/L，Cr 275.8 μmol/L，BUN 38.5 mmol/L，

K^+ 6.7 mmol/L，Na^+ 167.7 mmol/L，ALB 34.8 g/L，ALT 167 U/L，AST 78 U/L，TBIL 92 mmol/L，DBIL 56 mmol/L，CK 117 IU/L，CK-MB 11 IU/L，LDH 426 IU/L，MB 905 ng/mL，血清淀粉酶 174 IU/L，血清脂肪酶 905 U/L，汉坦病毒 IgM（−），BNP 1017.1pg/mL，汉坦病毒 IgG（＋）。充分与患者家属沟通，患者病情危重，预后不良，患者家属表示理解，要求放弃治疗，于 9 月 4 日签字出院。

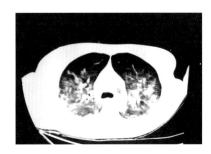

图 8-2　胸部 CT 平扫：两肺大片渗出实变

病例分析

1. 病例特点

（1）流行病学：患者为壮年男性，来自流行性出血热疫区，夏季发病。

（2）临床特征：急性起病，持续高热 5 天，伴有头痛、腰痛；血管渗出、出血表现（如颜面发红，球结膜水肿、出血、腹膜刺激征、双下肢水肿）；肾损伤表现（尿量减少、肾区叩击痛）。

（3）辅助检查：血象高，PCT、ESR 均正常，多脏器受损表现：蛋白尿、转氨酶升高、肌红蛋白升高；影像学检查可见

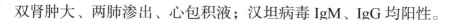

双肾肿大、两肺渗出、心包积液；汉坦病毒 IgM、IgG 均阳性。

（4）治疗转归：患者入院时处于发热期，予以抗病毒治疗及积极对症治疗，病情进展，迅速出现呼吸及循环衰竭，随后并发多脏器衰竭。

2. 诊疗思路

本例患者在夏季以急性高热伴头痛、腰痛就诊，有明显血管外渗、出血体征及肾损伤表现，病程中出现血压下降、少尿。辅助检查：双肾肿大、汉坦病毒特异性 IgM（+），诊断肾综合征出血热，且是发热期、低血压休克期与少尿期三期重叠的重型。病程早期主要以发热、腹泻、头痛为突出表现，实验室检查示血象升高、红细胞沉降率加快，应与以下疾病鉴别。

（1）急性消化道感染：主要表现为消化道症状（恶心、呕吐、腹痛、腹泻、里急后重、黏液血便，严重者可出现发热），患者发病前多有不洁饮食史，粪便检查及培养可帮助诊断，对一般抗感染治疗 3 ～ 5 天即可恢复。本例患者持续高热，伴寒战、腹泻、腹部压痛，无其他系统局部感染表现，提示消化系统感染可能，但本例患者普通抗感染治疗不敏感，全身反应较重，用消化系统局部感染无法解释。

（2）中枢神经系统感染：主要表现为高热、剧烈头痛、呕吐、颈项强直、病理征阳性，重者可出现意识障碍、抽搐；颅脑影像学检查及脑脊液检查可帮助诊断。本例患者有明显高热、头痛，但头痛并不剧烈，无呕吐等颅内高压表现，无脑膜受损表现（颈强直）或脑组织病变表现（病理征、意识障碍等），考虑中枢神经系统感染可能性不大，必要时行颅脑影像学＋腰穿排除。

（3）除以上疾病需排除，患者在病程中逐渐出现血压下降、肾损伤、肝损伤、心脏损伤等多脏器损伤，还应重点排除败血症。此病由致病菌侵入血液造成全身严重感染，多发生在免疫力低下者或院内感染，临床表现为寒战、高热、皮疹、关节疼痛、淋巴结肿大，甚至出现多脏器损伤、DIC、休克等严重并发症，缺乏特异性，主要根据临床表现结合血液感染指标升高、多次血培养、骨髓培养阳性帮助诊断。肾综合征出血热患者血象高，极易误诊为细菌感染，面对重型患者出现多脏器损伤便极易误诊为败血症，前者除了高热、血象高、炎症指标升高、多脏器损伤等表现还会有明显血管外渗表现（"三红""三痛"）、多次血培养结果阴性、抗生素无反应，查汉坦病毒特异性 IgM 即可确诊。

3. 疾病简介

肾综合征出血热是汉坦病毒引起、以鼠类为主要传染源的一种自然疫源性疾病。该病主要分布在欧亚大陆，我国为高发区，江西省为高发疫区，以农民病例居多。该病主要病理变化是全身小血管广泛性损伤，临床上以急性起病、发热、充血、出血、低血压休克和急性肾衰竭等为主要表现。实验室检查白细胞升高、血小板减少、尿蛋白阳性，影像学可见双侧肾脏肿大，汉坦病毒特异性抗体阳性。典型病例呈发热期、低血压休克期、少尿期、多尿期及恢复期五期经过。重型患者可出现高热不退、发热期与休克期或少尿期多期重合，并发多脏器出血损伤、急性呼吸窘迫综合征（acute respiratory distress syndrome，ARDS）、神经系统疾病等。该病治疗按分期针对性进行，发热期以抗病毒为主；低血压休克期重点在于补充血容量，维持血压；少尿期予以稳定机体内环境，促进利尿，导泻和透析治疗；多尿期重点在于维持水电解质平衡。该病预防关键在于灭鼠，防鼠。

本例为发热期、少尿期及低血压休克期三期重叠的危重型患者，多以高热急性起病，病情迅速进展出现多期重叠、严重肾损害、全身多处出血、难治性休克、ARDS及多脏器损伤等，病死率较高。降低病死率的关键在于早诊断出血热、早识别危重患者，防止病情进展。此外，进行预见性的并发症防治是提升危重型患者治愈率的关键。危重型患者常见的并发症及其防治手段包括：①脏器出血。以脑出血最为凶险，对症补充血小板、凝血因子及采取无肝素化透析和有效控制血压可降低出血风险。②难治性休克。常是危重型患者死亡的主因，与组织长期灌注不足、DIC、微循环障碍等有关。在建立多路快速静脉通路充分扩容基础上可应用多巴胺等血管活性药物和地塞米松治疗。③ARDS。主要与严重的病毒感染引起过激的"炎症瀑布"相关，补液过多过快、肺部继发感染可诱发ARDS；机械通气是最主要的呼吸支持手段。④心肌损害、肝功能损害等其他脏器受损。应予以对症支持治疗。本例患者发病早期未得到及时诊断及有效治疗，迅速进展为危重型，并发难治性休克、ARDS及多脏器衰竭，很快出现意识障碍，虽经积极抢救，无明显改善。可见早期诊断、识别重症患者是降低病死率的关键，而抢救已出现多种并发症的危重型患者往往难度较大。

孙水林教授点评

肾综合征出血热是全身性病毒感染疾病。主要病理改变为全身小血管广泛损伤，表现为血管通透性增加、外渗，甚至出血，以肾损伤为突出表现。患者以急性发热起病，早期未出现休克或少尿时，典型外渗体征易被忽视，结合实验室检查（血象等感染指标升高），极易误诊为细菌感染，当后期出现多脏器损伤时，极易误诊为败血症。江西省为肾综合征出血热高发疫区，全年散发，林鼠型以 11 月～次年 1 月及 5～7 月高发，家鼠型以 3～5 月高发，发病以男性青壮年农民及工人较多。临床如遇疫区农民，以急性发热起病，无法以局部感染解释，抗生素无效，应仔细查体，必要时查汉坦病毒特异性抗体，以排除肾综合征出血热。对高热伴多器官损伤患者除考虑败血症外，还应排除此病。

（付文娟）

参考文献

1. 李兰娟，任红.传染病学.8 版.北京：人民卫生出版社，2013.

2. 葛均波，徐永健，王辰.内科学.8 版.北京：人民卫生出版社，2013.

3. 付仁龙，郑卫青，柳小青，等.南昌市 2005—2016 年肾综合征出血热疫情分析及预测.实用预防医学，2019，26（2）：232-234.

笔记

第二章
疑难病例精解

009　IgG4 相关胆管炎 2 例

病历摘要

病例 1

　　患者，男，72 岁。因"双下肢水肿伴肝功能异常 8 月余"入院。患者于 8 个月前无明显诱因出现肝功能异常、转氨酶升高、胆红素正常、双下肢水肿、无明显乏力、纳差等消化道症状。2009 年影像诊断胰腺癌，在北京某医院行手术切除胰腺及脾脏，术后病理提示良性病灶。脑梗死病史 15 年，高血压病史 10 年，糖尿病病史 9 年。

[入院查体]　全身皮肤、黏膜未见黄染，未见肝掌及蜘蛛痣，心肺听诊无明显异常，腹平软，无压痛及反跳痛，双下肢轻度水肿。

[辅助检查]　肝功能Ⅱ示 AST 48.25 U/L，ALP 355.27 U/L，γ-GT 293.40 U/L，GLB 43.16 g/L，胆红素正常。乙肝六项示 HBsAb（＋）、HBcAb（＋）；HBV-DNA 低于检测下限。血脂检查示 TC 5.80 mmol/L，HDL 1.68 mmol/L，餐后随机血糖6.63 mmol/L。输血四项、肿瘤四项、风湿四项、凝血四项、甲型肝炎抗体 IgM 抗体测定、自身免疫性肝病抗体、铜蓝蛋白、免疫功能六项、电解质、胰腺功能、甲状腺功能、甲状腺抗体均未见明显异常。心电图示窦性心律，正常心电图。胸部正侧位 DR 检查示两肺纹理增强。上腹部 CT 平扫＋增强扫描：肝左、右叶近段肝内胆管软组织影，累及门脉右前支并肝门部及腹膜后多发淋巴结肿大，考虑恶性肿瘤性病变（胆管癌）可能性大；叶及右前叶肝内胆管扩张，并节段性肝实质灌注异常；脾、胰腺切除术后（图 9-1）。肝、胆、胰、脾 MRI 平扫＋增强＋磁共振胰胆管造影（magnetic resonance cholangiopancreatography，MRCP）：肝门部左右肝管汇合处异常强化灶并肝内胆管扩张，肝门部及腹膜后多发肿大淋巴结，考虑肿瘤性病变，胆管癌可能，累及左 门脉右前支；肝右叶楔形异常强化，考虑异常灌注；胰、脾切除术后（图 9-2）。

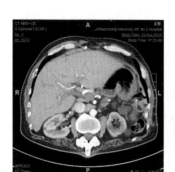 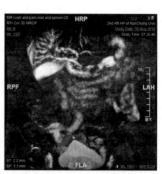

图 9-1 上腹部 CT 平　　　图 9-2 肝、胆、胰、脾
扫＋增强扫描　　　　MRI 平扫＋增强＋MRCP

[诊断] IgG4 相关硬化性胆管炎；肝、肾衰竭。

[治疗转归] 入院后我科予以异甘草酸镁、还原型谷胱甘肽护肝治疗，根据肝、胆、胰、肿瘤多学科会诊讨论：胆管癌可能，可转肝胆外科行手术治疗，建议患者先查免疫球蛋白 IgG4 排除是否存在 IgG4 相关免疫疾病，患者家属拒绝此项检查，转肝胆外科行手术治疗，患者于 2018 年 9 月 6 日行右肝大部切除术＋胆囊切除术，术中病理提示炎症，不排除 IgG4 相关疾病，术后查 IgG4 ＞ 1470.00 mg/L，诊断 IgG4 相关硬化性胆管炎（图 9-3），给予激素，抗感染、补液、补充电解质等对症治疗，患者肝肾功能进行性衰竭，自动出院。

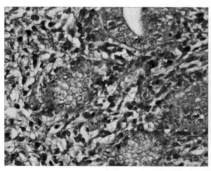 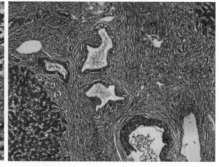

图 9-3 术后病理示胆管、肝慢性炎伴纤维组织增生及淋巴细胞、浆细胞浸润，胆管周围纤维组织增生

[病例特点]

（1）患者为老年男性，既往影像诊断胰腺癌，在外院行手术切除胰腺及脾脏，术后病理提示良性病灶。

（2）以肝功能异常伴双下肢水肿为主要表现。

（3）影像学提示胆管癌可能大。

（4）手术切除病理提示炎症，考虑 IgG4 相关硬化性胆管炎，查免疫球蛋白 IgG4 明显升高。

[诊疗思路]　对于肝胆疾病，怀疑胆道肿瘤，且不明原因肝功能异常、胆红素升高患者，应常规筛查免疫球蛋白 IgG4，以免延误诊治。

病例 2

患者，男，52 岁。全身黄染 1 月余。患者于 2015 年 5 月在当地医院诊断为十二指肠球部溃疡，幽门螺杆菌（＋），予以抑酸、抗幽门螺杆菌治疗，共 2 个月，2015 年 8 月出现目黄、尿黄，伴有皮肤瘙痒，精神、食纳可，无恶心、呕吐，无发热、皮疹，无腹痛、腹泻等不适，查肝功能明显损伤（胆红素达 220 μmol/L），予以护肝、降酶及泼尼松治疗后黄疸较前下降（TBIL 74 μmol/L，BIL 68 μmol/L，ALT 43 U/L，AST 24 U/L，ALP 212 U/L，GGT 124 U/L）。凝血功能正常。患者为进一步诊治，由门诊以淤胆型肝炎收入住院。患者因"脊髓灰质炎"遗留有双下肢萎缩、畸形，有慢性胃炎病史 20 余年，4 个月前胃镜提示十二指肠球部溃疡。

[入院查体]　可见皮肤、巩膜中度黄染，未见肝掌及蜘蛛痣，腹平软，全腹无压痛及反跳痛，肝脾肋下未触及，双下肢畸形、萎缩。

[辅助检查]　（2015-09-09）血常规示 WBC 12.01×10^9/L，RBC 3.77×10^{12}/L，Hb 119 g/L，PLT 355×10^9/L，N% 82.5%。肝功能Ⅱ示 ALB 34.28 g/L，GLB 19.40 g/L，TBIL 79.18 μmol/L，DBIL 49.10 μmol/L，IBIL 30.08 μmol/L，ALT 49.31 U/L，AST 33.88 U/L，ALP 243.30 U/L，GGT 87.30 IU/L，总胆汁酸（tertiary butanol，TBA）165.14 μmol/L，胆碱酯酶（cholinesterase，CHE）4061 U/L；游离三碘甲状腺原氨酸（free triiodothyronine，FT_3）2.98 pg/mL，游离甲状腺素（free thyroxine，FT_4）1.73 ng/dL，超敏促甲状腺素（thyroid stimulating hormone，TSH）0.039 mIU/L。肿瘤四项示 AFP 3.6 ng/mL，Ft 350.70 ng/mL，CG > 40.00 μg/mL。肝功能Ⅰ示 TBIL 64.58 μmol/L，DBIL 39.78 μmol/L，IBIL 24.80 μmol/L，ALT 76.84 U/L，AST 50.54 U/L，ALP 259.60 U/L，GGT 88.60 IU/L。尿常规示白细胞(+)，隐血(+++)，蛋白质(++)；肾功能、电解质、心功能、输血四项、病毒五项、乙肝六项、大便常规＋潜血试验、铜蓝蛋白、乙肝定量、自身免疫肝病抗体、自身抗体、癌胚抗原、糖类抗原199、甲胎蛋白、甲型肝炎抗体均正常。泌尿系彩超示前列腺增大；双肾、双输尿管、膀胱未见明显异常。胸部正位片及心电图正常。电子胃镜：①十二指肠球部黏膜隆起；②非萎缩性胃炎。十二指肠镜：正常十二乳头。治疗前上腹部 MRI＋MRCP：肝内胆管轻度扩张，胆总管上段轻度扩张，胆总管中下段呈向心性狭窄，末端变细，腔内未见充盈缺损。胆囊不大，腔内未见充盈缺损，胰管未见扩张（图9-4）。治疗后上腹部 MRI 平扫＋MRCP：胆总管胰头段呈向心性狭窄，末端变细呈鸟嘴样。胆囊内壁凹凸不平。胰管呈串珠样扩张（图9-5）。

笔记

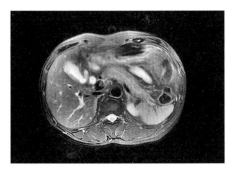
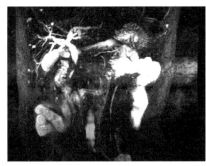

图 9-4 2015 年 9 月 12 日治疗前上腹部 MRI 平扫 + MRCP

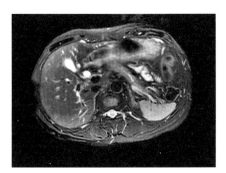
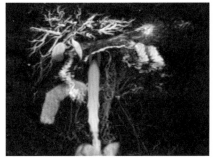

图 9-5 2016 年 2 月 17 日治疗后上腹部 MRI 平扫 +MRCP

[诊断] 自身免疫性胰腺炎，IgG4 相关性胆管炎。

[治疗转归] 入院后给予保肝、降酶、退黄等对症支持治疗，患者胆红素进行性升高，查免疫球蛋白 IgG4 > 1470 mg/L，结合影像学特征，诊断为 IgG4 相关性胰腺炎、IgG4 相关性肝病，给予甲泼尼龙及免疫抑制剂吗替麦考酚酯治疗后患者肝功能正常。

[病例特点]

（1）患者为中年男性，近期口服"胃药"2 个月，嗜肝病毒及非嗜肝病毒、代谢性肝病、自身抗体及自身免疫性肝病均阴性，肝功能异常，肝细胞性黄疸，凝血功能正常，肿瘤指标正常。

（2）影像学示胰腺肿胀，肝内胆管扩张。

（3）查免疫球蛋白 IgG4 > 1470 mg/L。

（4）激素及免疫抑制剂治疗后，患者肝功能恢复正常，影像学示胰腺体积萎缩、胰管扩张。

[诊疗思路]　患者影像学示胰腺肿胀，肝内胆管轻度扩张，胆总管上段轻度扩张，查免疫球蛋白 IgG4 > 1470 mg/L。

病例分析

　　IgG4 相关疾病是一种免疫介导的炎症伴纤维化疾病，可累及多个器官，受累脏器可出现肿瘤样病变甚至衰竭，常常被临床医生误诊为恶性肿瘤行手术治疗。该病易受累的器官包括胰腺、肝胆系统、唾液腺（颌下腺、腮腺）、泪腺、腹膜后腔和淋巴结。

　　第 1 例患者影像学检查提示胆道恶性肿瘤，手术切除后提示炎症，因手术打击、感染等发生肝肾衰竭；第 2 例患者影像学检查提示胰腺肿胀，不排除自身免疫性胰腺炎，筛查 IgG4 明显升高。这两例病例均为 IgG4 相关疾病，早期足量使用糖皮质激素及免疫抑制剂后，患者肝功能正常，痊愈出院。

　　特别值得临床医生注意的是，对于不明原因的肝功能异常、胆红素升高或者是肝胆疾病，影像学怀疑胆道恶性肿瘤，需要筛查免疫球蛋白 IgG4，以免延误诊治。

　　对 IgG4 相关疾病最准确的评估应基于全面临床病史、体格检查、相应的实验室及影像学检查。血清 IgG4 升高是诊断 IgG4 相关疾病的重要指标，也是该病的诊断标准之一，不同文献报道血清 IgG4 敏感性也不同，3% ～ 30% IgG4 相关性疾病患者血清 IgG4 浓度正常。有研究发现，IgG4 相关疾病患者外周血浆母细胞显著升高，且与疾病活动性相关，该指标可能为该病的重要生物学标志。

强烈推荐进行组织活检以明确诊断，并排除恶性病变和其他 IgG4 相似疾病。该病的组织病理学诊断应依据 IgG4 相关疾病综合诊断标准，包括：①大量淋巴细胞和浆细胞浸润，伴纤维化；②组织中浸润的 IgG4 阳性浆细胞与 IgG 阳性浆细胞比值大于 40%，且每高倍镜下 IgG4 阳性浆细胞大于 10 个。

有症状、病情活动的 IgG4 相关疾病患者均需治疗，病情严重者需积极治疗，部分无症状的 IgG4 相关疾病患者也需要治疗。少数患者不经治疗即可自发缓解或有暂时缓解趋势，但多数患者病情持续进展或反复发作。有研究发现，与等待治疗比较，治疗会使 IgG4 相关疾病更快和更完全地缓解，减少长期并发症的发生。

在无禁忌证的情况下，对于所有活动性、未治疗的 IgG4 相关疾病患者，糖皮质激素是诱导缓解的一线药物。推荐糖皮质激素初始治疗量为泼尼松 30 ～ 40 mg/d，剂量可根据患者体重或受累脏器的严重程度进行调整。指南推荐初始糖皮质激素剂量应维持 2 ～ 4 周，以后逐渐减量至最小维持量或停药。

起始治疗时，部分患者需联合使用糖皮质激素和免疫抑制药物。糖皮质激素在开始时对大部分患者有效，但剂量递减期间或最小剂量维持时疾病复发常见，当患者因持续活动性疾病不能递减糖皮质激素剂量时，应联合使用免疫抑制剂。

孙水林教授点评

　　需要临床医生注意的是，对于不明原因肝功能异常、胆红素升高或肝胆疾病、影像学检查怀疑胆道恶性肿瘤时，需要筛查免疫球蛋白 IgG4，以免延误诊治。

（席文娜）

参考文献

1. STONE J H，ZEN Y，DESHPANDE V. IgG4-related disease. N Engl Med，2012，366（6）：539-551.

2. CAARUTHERS M N，KHOSROSHAHI A，AUGUSTIN T，et al. The diagnostic utility of serum IgG4 concentrations in IgG4-related disease. Ann Rheum Dis，2015，74：14-18.

3. TABATA T，KAMSAWA T，TAKUMA K，et al. Serial changes of elevated serum IgG4 levels in IgG4-related systemic disease . Intern Med，2011，50：69-75.

4. SAEKI T，KAWANO M，MIZUSHIMA I，et al. The clinical cause of patients with IgG4 related kidney disease . Kidney Int，2013，84：826-833.

010 成人斯蒂尔病 1 例

病历摘要

患者，女，34 岁，农民。因"尿黄半个月"于 2015 年 8 月 15 日入院。患者于半个月前因"反复发热"服用中药（具体不详）治疗后出现尿黄，酱油色，伴全身皮肤痒，略感头晕、乏力，精神、食纳可，近期体温正常，遂至我院门诊就诊。患者于 2 个月前有"不明原因反复发热"病史，当时血象高，给予强效抗感染及激素治疗后仍反复发热，服用中药后体温降至正常。此次因黄疸加深入院。

[入院查体] T 36.7 ℃，BP 90/60 mmHg，神志清楚，皮肤、巩膜重度黄染，可见肝掌，无蜘蛛痣，胸腹部可见红色斑丘疹，呈片状。右侧颈部外侧淋巴结触及肿大，质软，活动好，界限清，无压痛，表面皮肤无红肿、瘢痕、瘘管。左侧颈部可见一手术瘢痕。心、肺、腹无异常。

[辅助检查] 血常规示 WBC 8.8×10^9/L，N% 65%，Hb 106 g/L，PLT 231×10^9/L。凝血检查示 PT 12.9 秒，凝血酶原活动度（prothrombin time activity，PTA）80%。肝功能示 TBIL 142.9 μmol/L，DBIL 78 μmol/L，ALT 1047 U/L，AST 1180 U/L，ALP 337 U/L，GGT 166 IU/L。PCT 0.15 ng/mL。CRP 正常。Ft > 1650 ng/mL。HBsAb（+），甲、丙、戊肝抗体（-），ANA 谱（-）、ANCA（-）、ANA 谱 3（-），类风湿因子（-）；甲状腺功能正常；肥达反应（-）；ESR 87 mm/h，骨髓培养（-），

T-spot（−），G 试验及 GM 试验（−）。淋巴结活检示（颈部）淋巴结反应性增生。骨穿提示骨髓增生明显活跃，粒、红两系细胞呈不同程度形态改变，偶见个别幼稚淋巴细胞。胸部、上腹部 CT 示右肺中叶条索灶，右侧心膈角结节，脾大。胸部增强 CT 示右侧心膈角结节，考虑良性病变，右肺中叶条索灶。

［入院诊断］　药物性肝炎。

［治疗转归］　入院后停用中药，按药物性肝炎给予护肝、降酶及退黄治疗，患者入院第 4 天出现发热，伴有皮疹（图 10-1），且体温高峰时皮疹明显，热退时皮疹消退。追问病史得知患者约 2 个月前发热起病时伴有咽痛，伴有畏寒，无寒战，无皮疹，肌肉关节疼痛不明显；抗生素治疗无效。服用中药期间未发热。再次出现发热后最显著特点为反复出现皮疹，体温为间歇热，可自行降到正常，皮疹随体温消长，伴有关节疼痛。给予甲泼尼龙治疗后体温恢复正常，肝功能逐渐好转至正常。后风湿免疫科随诊肝功能正常，体温正常。

［出院诊断］　成人斯蒂尔病。

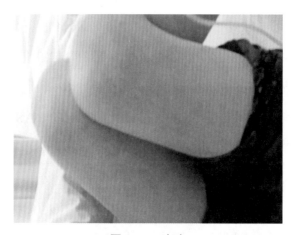

图 10-1　皮疹

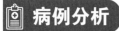 病例分析

　　成人斯蒂尔病是一种病因不明的以长期间歇性发热、一过性多形性皮疹、关节炎或关节痛、咽痛为主要临床表现，并伴有外周血白细胞总数及中性粒细胞数量增高和肝功能受损等系统受累的临床综合征。

　　该患者因发热在当地医院住院治疗，给予抗感染及激素治疗后效果不佳，自行到当地中医治疗后体温降到正常，因肝功能受损，胆红素进行性升高而入院。入院时患者无发热，重点考虑药物性肝炎，首先停用中药并给予护肝治疗，肝功能一度好转，但患者再次出现发热，且表现为成人斯蒂尔病的典型症状，发热伴皮疹，高热时皮疹出现，热退时皮疹消退，伴有大关节疼痛，患者一般状况良好。这就提示医生重新审视发热，并重新完善所有炎症及肿瘤指标。符合成人斯蒂尔病的必备条件：① T ＞ 39 ℃；②关节炎 / 关节痛；③类风湿因子＜ 1 ∶ 80；④抗核抗体＜ 1 ∶ 100。另具备下列任何 2 项：①皮疹；②肝大或脾大或全身浅表淋巴结肿大；③胸膜炎或心包炎；④血白细胞计数≥ 15×10^9/L。临床实践表明，激素治疗显效，在随后的随访中体温及各项指标正常。

孙水林教授点评

　　成人斯蒂尔病是一种自身免疫性疾病，可导致包括肝脏在内的多系统、多器官损伤，因此，对于肝功能损伤患者，应首先考虑常见病、多发病，但也应注意系统性疾病的肝病表现，使用中药掩盖了患者发热症状，入院时只考虑为药物性肝炎，

后病情变化使我们重新审视"一元论"。成人斯蒂尔病合并肝损伤的治疗主要是糖皮质激素合并使用积极保肝治疗。该患者使用甲泼尼龙后体温恢复正常，肝功能逐步好转。

（姚雪兵）

参考文献

1. 陈灏珠，林果为. 实用内科学. 13 版. 北京：人民卫生出版社，2009.

2. 卢清，陈澍，尹有宽，等. 成人斯蒂尔病合并肝损害 24 例. 中华传染病杂志，2001，19：117-119.

3. 赵丽丹，张烜，唐福林. 成人 Still 病诊治进展. 中华全科医生杂志，2008，7：393-395.

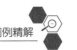

011　肝移植治疗肝豆状核变性合并多种并发症 1 例

病历摘要

患者，男，52 岁。因"纳差、腹胀半月余"于 2018 年 12 月 13 日入院。患者于半个月前无明显诱因出现纳差、腹胀，无全身乏力、发热、恶心等其他不适。至当地医院就诊，肝功能示 ALT 84 U/L，AST 82 U/L；血常规示 PLT 58×10^9/L，AEP 7.33 ng/mL。腹部彩超：肝左叶占位性病变；脾大；少量腹水；胆囊多发性息肉。腹部 MRI：肝硬化伴脾大，肝脏多发小囊肿，肝左右叶交界处原发巨块型肝癌可能性大。为求进一步诊治来我院，门诊拟"肝硬化"收住我科。患者自起病来，精神、睡眠可，大便干结，小便正常，体重减轻约 3 kg。

既往有支气管炎病史 5 年余，未行规律治疗。有脂肪肝病史。10 年前饮酒后有胃溃疡出血病史。近 5 年有反复鼻腔及牙龈出血，记忆力减退，言语含糊，四肢不自主抖动。否认疫区、疫水接触史。否认毒物、放射性物质接触史。偶有饮酒，每次 4～5 两。患者弟弟患乙型肝炎后肝硬化。

［入院查体］　T 36.3 ℃，P 75 次 / 分，R 20 次 / 分，BP 117/66 mmHg，肝病面容，蹒跚步态。神志清楚，查体合作。全身皮肤、黏膜稍黄染，可见肝掌、蜘蛛痣。巩膜稍黄染。腹部稍膨隆，未见胃、肠型及蠕动波，未见腹壁静脉曲张，腹软，有压痛，无反跳痛，未触及包块，Murphy 征（－），肝脾

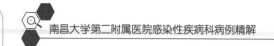

肋下未触及。肝区、肾区无叩痛，腹部叩诊鼓音，无移动性浊音阴性。双侧病理征（＋）。

[辅助检查]　2018 年 12 月 13 日肝功能 II（12 项）示 ALB 32.48 g/L，A/G 0.97，TBIL 47.87 μmol/L，DBIL 14.19 μmol/L，IBIL 33.68 μmol/L，AST 87.88 U/L，ACT 77.70 U/L，ALP 170.41 U/L，γ-GT 173.64 U/L，TBA 23.72 μmol/L，CHE 2068.73 U/L，α-L-岩藻糖苷酶 62.16 U/L。血常规示 PLT $61 \times 10^9/L$。血清铜蓝蛋白（ceruloplasmin，CER）0.034 g/L。乙肝六项、甲型肝炎 IgM 抗体测定、输血四项、自身抗体组合、自身免疫性肝病抗体组合未见明显异常。凝血四项：FIB 1.22 g/L，PT 16.3s，国际标准化比值（international normalized ratio，INR）1.41，PTA 44.2%；CFP 8.6 ng/mL，CA-199 46.36 U/mL，CA-125 35.30 U/mL。2018 年 12 月 14 日胸部 CT 平扫未见明显异常。腹部 CT 平扫示肝硬化、占位，建议增强扫描；脾大（图 11-1）。2018 年 12 月 14 日肝、胆、胰、脾 MRI 平扫加增强扫描：肝内富血供占位，跨 S_4、S_8 段生长，高度怀疑原发性肝癌（图 11-2）。肝 S_3、S_6 段动脉期明显强化灶，请结合临床随访。肝多发囊肿可能性大。肝硬化、脾大伴门脉高压及侧支静脉开放、少许腹水；胆囊炎。2018 年 12 月 16 日电子胃镜检查：食管胃底静脉曲张。

为进一步明确诊断，行裂隙灯下眼底检查提示双眼可见 K-F 环。当地职业防治病研究所查 24 小时尿铜为 52.6 μg，血铜 0.681 mg/L。2018 年 12 月 18 日颅脑 MRI 平扫示双侧基底节区及大脑脚对称性异常信号，考虑代谢性脑病，结合病史肝豆状核变性可能性大，请结合临床（图 11-3）。

笔记

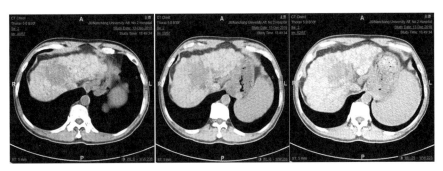

图 11-1 腹部 CT 平扫示肝硬化、肝占位，脾大

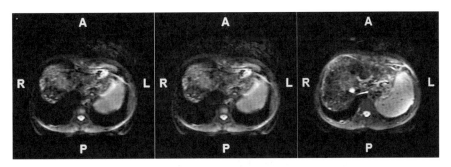

图 11-2 MRI 示肝内富血供占位，跨 S_4、S_8 段生长，考虑原发性肝癌

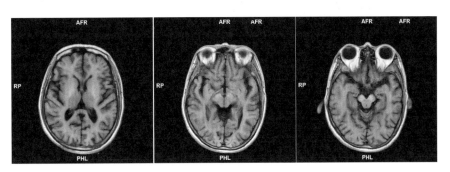

图 11-3 双侧基底节区及大脑脚对称性异常信号，中脑萎缩

［诊断］ 肝豆状核变性（Wilson 病），代谢性脑病，肝硬化伴食管胃底静脉曲张，原发性肝癌，腹水，脾大。

［治疗转归］ 入院后给予护肝、降酶、退黄、补充白蛋白等对症支持治疗。多学科综合诊疗会诊意见：患者肝内占位性病变，甲胎蛋白升高，需考虑原发性肝癌可能性大。综合病

情考虑：①如经济条件允许，可行肝移植治疗；②如条件有限，可行肝脏介入手术，驱铜治疗。患者及其家属有肝移植意愿，请移植科会诊后可考虑肝移植，等待肝脏供体。2019年1月10日在我院行肝移植手术，术中见淡黄色腹水约800 mL，肝脏呈小结节样硬化，表面未触及肿块，肝门可触及明显曲张的静脉，脾大超过正中线，腹腔未触及肿块。术后切开标本见肝脏右叶中部包膜下见大小约4 cm×5 cm占位，黄色组织，无坏死组织，标本送病理。病理结果回报：（肝）中分化胆管腺癌，结节性肝硬化；慢性胆囊炎，胆囊结石。胆总管切缘未见癌累及，送检肝总动脉旁淋巴结1枚，未见癌组织转移（图11-4）。

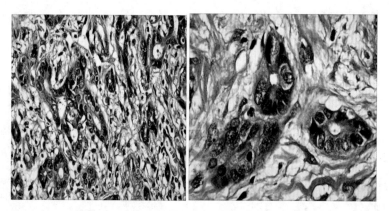

图11-4　病理结果：（肝）中分化胆管腺癌

术后患者肝功能恢复良好，四肢不自主颤动、言语含糊、行走不稳均有改善。

病例分析

肝豆状核变性，也称Wilson病，是一种常染色体隐性遗传病，由*ATP7B*基因调控，它编码跨膜蛋白ATPase将铜运输进入高尔基体并进入铜蓝蛋白，从而促进铜排泄。随着 *ATP7B* 功能的缺失，铜从肝细胞排泌至胆道障碍，造成铜在各脏器包括肝脏、角膜和大脑中沉积，引起肝脏和神经系统的损伤。临床上多以肝损害、锥体外系症状与角膜色素环等为主要表现，但临床上出现肝胆管腺癌的病例鲜有报道。本例患者合并肝硬化、肝胆管腺癌、神经精神症状等多种并发症，肝移植后患者获得良好预后。

肝豆状核变性临床表现复杂，存在发病年龄悬殊，起病与病情进展不一，各器官受损的程度和顺序也存在差异，轻重不一，病程长短不同，可急性起病或突然加重，从而导致误诊率、漏诊率升高。

肝豆状核变性最易累及肝脏和脑，神经精神症状可以和肝病症状同时出现。"肝型"主要表现为肝炎、肝硬化、肝功能衰竭、肝癌等，"脑型"主要表现为帕金森综合征、运动障碍、精神症状等。其中肝豆状核变性患者肝癌发生率却很低，但长期慢性肝损伤是肝癌最重要的危险因素之一。铜在患者肝脏中蓄积，往往会造成肝损伤，逐渐出现严重肝纤维化或肝硬化，进而可进展到肝癌。

肝豆状核变性的治疗原则是减少铜的摄入及增加铜的排出。治疗方案主要包括内科治疗、外科治疗及基因治疗。内科治疗包括饮食治疗及药物治疗。肝移植治疗通过正常肝组织改善铜代谢，可纠正遗传缺陷，缓解各种由肝硬化引起的临床症状及神经精神症状，且不必终身服用驱铜药物。本例患者术前口齿不清、性格改变、四肢不自主抖动、短期遗忘等神经精神症状，术后有一定程度的缓解。

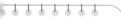
肝豆状核变性是遗传疾病中可以通过治疗而延缓病情进展的少数疾病之一，且越早治疗，预后越好；然而，早期诊断需要临床医生具有高度敏感性，对该疾病充分认识，才能及时发现。结合本例患者，近 5 年反复鼻腔及牙龈出血，记忆力减退、言语含糊、四肢不自主抖动，因此，对于在 10 ～ 40 岁出现神经精神症状包括强直、痉挛、震颤、共济失调、构音困难、流涎和不随意运动，伴有锥体束征、假性延髓性麻痹，以及不能解释的不同程度肝组织受累征象时，要考虑脑型肝豆状核变性的可能。当临床发现反复肝功能异常、不明原因的肝硬化时，应考虑到肝型肝豆状核变性。另外，注意肝豆状核变性多系统受累的特征，有异常骨关节、血液、肾脏病变的患者也需考虑该病。应及时在裂隙灯下查看 K-F 环、测定血清铜蓝蛋白，24 小时尿铜，颅脑 CT 或 MRI 则倾向多部位受累，主要累及基底节、中脑、脑桥、丘脑，脑萎缩常见。当上述这些检查发现异常时，需要结合患者症状及其他检查进一步明确诊断，并且追问患者有无肝病相关家族史，必要时完善基因检查或肝组织活检，做到早发现，早治疗。

孙水林教授点评

肝豆状核变性发病年龄悬殊，起病与病情进展不一，各器官受损的程度和顺序也存在差异，首发症状多样，临床表现复杂，因此，临床上该病的误诊率居高不下。如何提高不典型患者的检出率，减少误诊、漏诊才是难点。目前，肝豆状核变性的诊断主要依靠典型的临床表现、实验室检查及基因检测，治疗包括青霉胺、锌制剂和肝移植等。早期诊断和早期干预对于延缓疾病的进展和预防不可逆的后遗症至关重要。本例患者早期出现神经系统症状未引起重视，导致疾病进一步加重，最后出现肝硬化、肝癌以及明显神经精神症状，最终通过肝移植治疗取得良好的效果。

（刘翠芸）

参考文献

1. 黄艳，刘志峰.肝豆状核变性 ATP7B 基因突变的研究进展，医学综述.2019，25（9）：1717-1721.

2. KUMARI N，KUMAR A，THAPA B R，et al. Characterization of mutation spectrum and identification of novel mutations in *ATP7B* gene from a cohort of Wilson disease patients: functional and therapeutic implications. Hum Mutat, 2018, 39(12): 1926-1941.

3. 伊丽萍,张伟,武祯,等.肝豆状核变性的诊治现状.中华肝脏病杂志,2019,27(3): 161-165.

012　肝硬化腹痛待查1例

病历摘要

患者，男，53岁。因"HBsAg（＋）10年，双下肢水肿1个月"于2015年11月8日就诊。10余年前患者体检发现HBsAg（＋），无不适，1年前发现"肝硬化"，亦未重视及诊治，近1个月因出现双下肢水肿就诊，腹部CT示肝硬化，肝脏占位。拟以"肝硬化，肝癌?"收入住院。

[入院查体]　生命体征平稳，皮肤、巩膜轻度黄染，可见肝掌、蜘蛛痣，浅表淋巴结未触及，心肺体检未见明显异常，腹平软，无压痛、反跳痛，脾肋下5 cm，质硬，边缘圆钝光滑，无触痛，肝肋下未触及，肝区叩击痛（＋），移动性浊音（＋），Murphy征（－），双下肢凹陷性水肿，神经系统检查无异常。

[辅助检查]　乙肝六项示HBsAg、HBeAb、HBcAb均为阳性；肝功能示TBIL 27 μmol/L，DBIL 13 μmol/L，ALB 33.9 g/L，GLB 40 g/L，ALT 51 U/L，AST 71 U/L；血常规示WBC 3.45×10^9/L，PLT 57×10^9/L；肝纤维化四项、CG明显升高，AFP 10.4 ng/mL；肾功能、心功能、电解质、CER、CRP、ESR、粪便常规、尿液分析、甲状腺激素均未见异常。泌尿系彩超未见明显异常。上腹部CT平扫及增强扫描示肝硬化，脾大，腹腔积液，胆囊炎。肝S_3、S_5段低密度结节，考虑肝癌可能，不排除不典型增生结节（图12-1）。电子胃镜示食管静脉曲张（图12-2）。

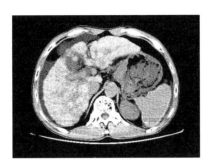

图 12-1 上腹部 CT 平扫及增强扫描

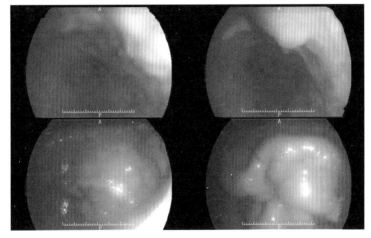

图 12-2 电子胃镜：食管静脉曲张

[诊断] 乙型肝炎后肝硬化失代偿期，肝癌？

[治疗转归] 2015 年 11 月 14 日患者诉腹部胀痛不适。查体：腹部压痛、反跳痛（+），叩诊鼓音明显，移动性浊音可疑阳性，听诊肠鸣音活跃，急查 PCT < 0.25 ng/mL；K^+ 4.70 mmol/L，Na^+ 127.50 mmol/L，Cl^- 97.1 mmol/L，淀粉酶 174.34 IU/L，脂肪酶 893.99 U/L，胰淀粉酶 104.60IU/L。血常规：WBC 10.62×10^9/L，RBC 4.45×10^{12}/L，Hb 159 g/L，PLT 139×10^9/L，N% 74.0%。急查上腹部 + 中腹部 CT 示肝硬化，脾大，腹腔积液；胆囊炎。肝 S_3、S_5 段低密度结节，建议进一

步检查。未见明确胰腺炎征象，建议淀粉酶检查及随访。中下腹部小肠肠壁水肿、增厚，建议随访。结合临床特征及检查，考虑患者肝硬化并自发性腹膜炎、胰腺炎，给予头孢哌酮舒巴坦（舒普深）抗感染、抑酸抑酶、维持水电解质平衡、利尿等治疗，密切观察病情变化。

2015 年 11 月 16 日，患者仍持续性全腹胀痛，阵发加重，加重时患者蜷缩被动体位，大便未解。查体：肠鸣音减弱，右下腹部明显压痛，移动性浊音（ － ），双下肢无水肿。复查凝血四项示 PTA 38.7%；血常规示 WBC 7.27×10^9/L，Hb 118 g/L，PLT 68×10^9/L，N% 64.4%；肿瘤四项示 AFP 10.4 ng/mL，Ft 841.7 ng/mL，CA-199 39.84 U/mL；肝功能 + 淀粉酶测定示 ALB 28.82 g/L，TBIL 41.39 μmol/L，DBIL 16.91 μmol/L，AKP 135.50U/L；淀粉酶 76.50 IU/L，脂肪酶 419.79 U/L；尿常规正常。

腹痛无缓解，请胃肠外科会诊，建议予以镇痛、导泻治疗，予以硫酸镁灌肠后，解黄色稀水样便 3 次，排便后腹痛无明显缓解，建议排除肠系膜动静脉血栓导致腹痛，行 D- 二聚体检查结果为 5.1 μg/mL；肠系膜动静脉彩超未见动静脉血栓，为进一步明确是否存在腹腔血管栓塞，建议急诊行腹部 CTA+CTV（当时患者坚决拒绝）。

2015 年 11 月 17 日，主任医师查房，反复多次沟通，患者和家属同意行急诊腹部 CTA+CTV。结果回报：动脉粥样硬化，右侧髂总动脉夹层。肠系膜下动脉增粗并管腔狭窄，环以稍高密度无强化，不排除肠系膜下动脉夹层合并假腔血栓形成。肝硬化，脾大，腹腔积液，胃底食管下段、腹壁静脉曲张。肝右叶胆囊窝旁占位，考虑为肝癌可能（图 12-3 ～图 12-5）。请血管外科急会诊，转入血管外科行手术治疗。

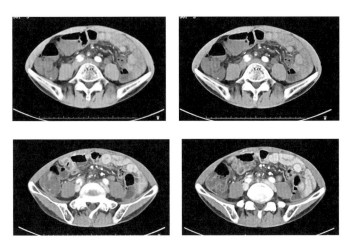

图 12-3　腹部 CTA 示右侧髂总动脉夹层，肠系膜下动脉夹层合并假腔血栓形成可能

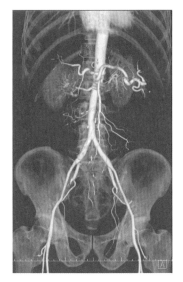

图 12-4　腹部 CTA 示右侧髂总动脉夹层

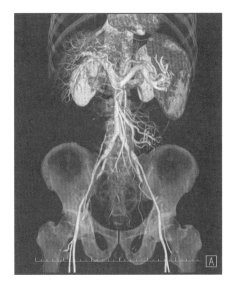

图 12-5　腹部 CTA 示右侧髂总动脉局限性增粗，可见线状充盈缺损

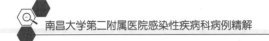

病例分析

　　肝硬化、腹水伴腹痛待查患者，若存在腹痛症状，有腹水征，腹肌紧张，有腹部压痛及反跳痛，腹水常规等感染指标提示感染征象，临床医生常规考虑原发性腹膜炎，尤其疼痛性质不典型，容易掩盖其他原因造成的腹痛，对临床诊疗造成干扰。本案例患者为乙肝肝硬化失代偿期，入院时并不存在腹痛，诊疗过程中无明显诱因突然出现腹痛，不断升级抗生素、加强抗感染治疗后，腹痛仍不能缓解，无法用原发性腹膜炎解释，且患者因同时存在胰腺损伤，更加对临床诊断造成干扰。因此，临床医生需仔细查体，仔细询问病史，抽丝剥茧，去伪存真。对于肝硬化腹痛待查患者，除常规考虑实质性脏器存在炎症、腹腔感染造成腹痛外，还需考虑到血管源性疾病，尤其是少见的危急重症，如心肌梗死、血管夹层引起的腹痛不适。

孙水林教授点评

　　肝硬化失代偿期患者持续腹痛，临床医生需认真询问病史，仔细查体，诊疗思维应开阔，不可局限、固化思维，碰到难以用腹腔感染解释的腹痛待查患者，应排除干扰，考虑其他非感染因素引起的腹痛原因。

（高珍）

参考文献

1. 程晓悦，贺文. 血管源性急腹症 CT 诊断及应用. CT 理论与应用研究，2018，27（5）：643-651.

2. 李兰娟，任红. 传染病学. 8 版. 北京：人民卫生出版社，2013.

3. 李静，刘燕燕，金丽君. 急症腹痛的诊断策略. 中华急诊医学杂志，2005，14（5）：439-440.

笔记

013　不明原因发热伴肝硬化腹水 1 例

病历摘要

患者，男，24 岁。因"反复发热伴乏力 1 月余"入院。患者诉 1 个月前无明显诱因出现发热，伴有乏力、全身肌肉酸痛，偶有咳嗽，无纳差、恶心、呕吐，无明显腹泻，至当地医院就诊，诊断为"乙型肝炎后肝硬化失代偿期，自发性腹膜炎，肺部感染，胆囊炎，双侧胸腔积液，低蛋白血症"，给予"舒普生、莫西沙星"抗感染、护肝等治疗之后，仍有发热。为进一步治疗遂来我院就诊。自发病来，患者精神、饮食差，睡眠一般，小便黄染，大便正常，体重无变化。患者既往有冰毒吸食史、慢性乙型病毒型肝炎史。

[入院查体]　T 37.1 ℃，P 82 次 / 分，R 20 次 / 分，BP 98/60 mmHg，神志清楚，皮肤未见皮疹、出血点，巩膜无黄染，未见肝掌及蜘蛛痣，浅表淋巴结无肿大，颈软，心肺听诊无异常，腹部稍膨隆，腹肌稍紧，有压痛，无反跳痛，肝脾肋下未触及，移动性浊音（–），双下肢脚踝以下凹陷性水肿。

入院完善相关辅助检查：2016 年 11 月 18 日查血常规（五分类法）示 WBC 11.38×10^9/L，Hb 64 g/L，N% 86.4%。肝功能 Ⅰ 示 ALB 25.45 g/L，TBIL 27.29 μmol/L，DBIL 12.83 μmol/L，ALP 238 U/L，γ-GT 117 U/L。电解质 Ⅰ 示 K^+ 5.45 mmol/L，Na^+ 130.2 mmol/L，PCT 1.93 ng/mL，CRP 128 mg/L，Ft 548 ng/mL。乙肝六项示乙肝表面抗原、乙肝 e 抗原、乙肝病毒核心抗体均

为阳性，乙肝定量 PCR 6.84×10^5 IU/mL。凝血四项 + D- 二聚体示 D-dimer 6.1 μg/mL，PTA 45.6%。腹水常规示李凡他试验（+），WBC 80×10^6/L，RBC 300×10^6/L，N% 20%，LYM% 80%。自身抗体：ANA 1 : 160，ANA 谱 3 及 ANCA（−）。尿液分析：白细胞（+++），蛋白（++），隐血（+++）。甲型肝炎抗体、自身免疫性肝病抗体、丙肝抗体、戊肝抗体、HIV 抗体均为阴性，血糖、血脂、肿瘤指标及游离甲状腺激素、粪便正常，糖化血红蛋白、IgG4 正常。ESR 60 mm/h，结核感染 T 细胞检测、G 试验、GM 试验、心梗三项正常。2016 年 11 月 21 日复查：血常规示 WBC 14.04×10^9/L，Hb 50 g/L，PLT 119×10^9/L，N% 89.4%，PCT 50.13 ng/mL，BNP 566.37 pg/mL。肾功能示 Cr 159.88 μmol/L，BUN 14.07 mmol/L。心电图：①窦性心律；②大致正常心电图。胸部 CT、上腹部 CT 平扫及增强扫描：两肺下叶节段性实变膨胀不全并双侧胸水，肝脾大，脾内低密度灶，考虑脾梗死可能，结合病史考虑腹膜炎不除外（图 13-1）。

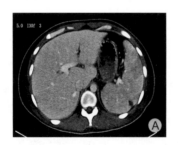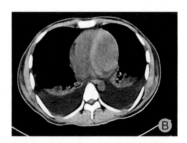

图 13-1　2016 年 11 月 18 日胸部 CT、上腹部 CT 平扫加增强

双下肢静脉彩超未见明显异常。心脏彩超示二尖瓣腱索断裂并中重度关闭不全，二尖瓣前后瓣及腱索赘生物，肺动脉增宽，轻度肺动脉高压，三尖瓣轻度反流，主动脉瓣微量反流

（图 13-2）。双侧髂静脉、股静脉、腘静脉、胫前静脉及胫后静脉未见明显异常。颅脑 CT：左侧枕叶出血，左顶叶小灶性出血可能（图 13-3）。

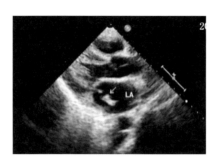

图 13-2　2016 年 11 月 23 日心脏彩超

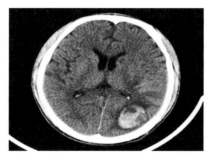

图 13-3　2016 年 11 月 25 日颅脑 CT 示左顶叶小灶性出血可能

[诊断]　①感染性心内膜炎；②脑出血（左侧枕叶、顶叶）；③乙型肝炎肝硬化失代偿期；④继发性癫痫；⑤二尖瓣腱索断裂；⑥二尖瓣赘生物；⑦二尖瓣关闭不全（中重度），⑧肺部感染；⑨原发性腹膜炎；⑩重度贫血；⑪肾功能不全；⑫脾梗死。

[治疗转归]　患者入院后给予恩替卡韦抗病毒，先后予以莫西沙星、亚胺培南西司他丁钠、利奈唑胺、万古霉素抗感染，还原型谷胱甘肽护肝，泮托拉唑护胃，利尿，补充白蛋白，输去白红细胞悬液，维持水电解质平衡等治疗。治疗后尿

笔记

常规：隐血（+++），蛋白（++）。血常规：WBC 15.87×10^9/L，RBC 2.76×10^9/L，Hb 76 g/L，N% 92.4%，PCT 2.99 ng/mL，贫血纠正，炎症指标下降。11 月 27 日患者出现持续性头部胀痛，急查颅脑 CT 示左顶叶小灶性出血可能，给予甘油果糖脱水等处理，16 时左右患者出现神志改变、双侧眼球上翻、口吐白沫、呕吐胃内容物等症状，继续予以脱水处理后患者短时间神志转清，仍间断抽搐。2017 年 2 月 23 日颅脑 CT 示左侧枕叶及左侧侧脑室旁脑出血吸收后局部软化（图 13-4）。2017 年 2 月 24 日患者左侧大腿肿胀，行下肢动脉 CTA 示左胫后动脉上段假性动脉瘤可能性大。左小腿根部血肿（图 13-5）。颅脑 CTA 示左侧侧脑室后角旁陈旧性腔梗（图 13-6）。患者症状好转后，自动出院。

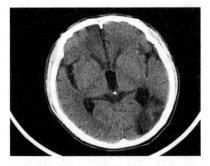

图 13-4 2017 年 2 月 23 日颅脑 CT 示左侧枕叶侧脑室旁脑出血吸收后局部软化

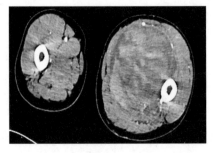

图 13-5 2017 年 2 月 24 日下肢动脉 CTA 示左胫后动脉上段假性动脉瘤可能性大，左小腿根部血肿

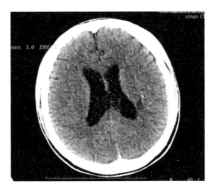

图 13-6 2017 年 2 月 26 日颅脑 CTA 示左侧脑室后角旁陈旧性腔梗

病例分析

1. 病例特点

（1）患者为青年男性，既往有冰毒吸食史、慢性乙型病毒性肝炎史，反复发热伴乏力入院。

（2）查体：神志清楚，皮肤未见皮疹、出血点，腹部稍膨隆，腹肌稍紧，有压痛，无反跳痛，肝脾肋下未触及，移动性浊音（－），双下肢脚踝以下凹陷性水肿。

（3）影像学提示肝硬化、胸水、腹膜炎表现。血常规示贫血。生化检查肝功能转氨酶升高，白蛋白低，乙肝表面抗原（＋），乙肝定量（＋），腹水性质为渗出液，炎症指标高，首先诊断乙型肝炎后肝硬化失代偿期、原发性腹膜炎。经亚胺培南西司他丁钠抗感染治疗后，患者仍间断发热，复查血常规血红蛋白进行性下降至 50 g/L，降钙素原进行性升高至 50.13 ng/mL，尿潜血（＋），不能单纯用原发性腹膜炎来解释整个病程，重新分析，以发热待查思路查病因，完善心脏彩超示二尖瓣腱索断裂，二尖瓣赘生物，二尖瓣关闭不全（中重度）。患者诊断明确为感染性心内膜炎。

2. 疾病简介

感染性心内膜炎指因细菌、真菌和其他微生物（如病毒、立克次体、衣原体等）直接感染而产生心瓣膜或心室壁内的炎症，是严重的感染性疾病，可引起发热、贫血、梗死等多种临床表现。感染性心内膜炎多发生在原有心脏疾病的基础上，也可发生在正常心脏瓣膜上。

感染性心内膜炎的赘生物容易碎落成感染栓子，随循环血流播散到身体各部产生栓塞，以脑、脾、肾和肢体动脉为多，引起相应脏器的梗死或脓肿。栓塞阻塞血流，或破坏血管壁，引起囊性扩张形成细菌性动脉瘤，脑部的动脉滋养血管栓塞而产生动脉瘤，可突然破裂而引起脑室内或蛛网膜下隙出血导致死亡。脑部并发症是感染性心内膜炎患者最常见和最严重的并发症，文献报道感染性心内膜炎患者脑部并发症发生率为 15% ～ 25%。感染性颅内动脉瘤是感染性心内膜炎一种少见却致命的脑部并发症，占感染性心内膜炎患者的 2% ～ 4%。

孙水林教授点评

对于不明原因的脾梗死、脑出血患者及伴有突发意识障碍或神经功能缺失的发热患者均应高度怀疑感染性心内膜炎。

发热是感染性心内膜炎最常见的临床表现，贫血与镜下血尿也是常见的症状，对于长期不明原因发热、贫血、镜下血尿及不明原因脑、脾、肾梗死或脑出血为首发症状就诊的患者，应警惕存在感染性心内膜炎可能；疑是感染性心内膜炎患者，

在抽取血培养后尽早使用合适的抗生素，减少发生脑梗死的
风险。

（龚文兰）

参考文献

1. 朱文青，何梅先，宿燕岗. 实用内科学. 13 版. 北京：人民卫生出版社，2009：1610-1618.

2. GARCLA-CABRERA E，FERNANDEZ-HIDALGO N，ALMIRANTE B，et al. Nanmlogical complications of infective endocarditis：risk factors，outcome，and impact of cardiac surgery：a muticenter observational study. Circulation，2013，127：2272-2284.

3. BOR D H，WOOLHANDLER S，NARDIN R，et a1. Infective endocarditis in the U. S.，1998-2009：a nationwide study. PLoS One，2013，8（3）：e60033.

4. HOEN B，DUVAL X. Clinical practice. Infective endocarditis. N Engl J Med，2013，368（15）：1425-1433.

5. SONNEVILLE R，MOURVILLIER B，BOUADMA L，et al. Management of neurologcal complications of infective endocarditis in ICU patients. Ann Intensive Care，2011，1（1）：10.

6. CHEN Z W，FANG L Z，HUANG L X，et al. Cerebral hemorrhage，splenic and renal embolisms due to infective endocarditis. Intern Med，2009，48（14）：1247-1252.

笔记

014 菊池病 1 例

病历摘要

患者，女，20 岁，银行职员，就诊当年 4 月份发病，发病前频繁在外就餐。主诉"发热 9 天"，体温渐升伴畏寒、便秘、尿黄，发病后一直在社区治疗，效果不佳，遂至我院进一步诊治。既往无肝炎、结核、糖尿病病史，有头孢过敏史，无手术史及外伤史。

[入院查体] T 39.5 ℃，P 96 次 / 分，R 16 次 / 分，BP 100/70 mmHg；神志清楚，表情淡漠，精神差；皮肤黏膜未见淤点和淤斑；颈后触及 2 个大小约为 1.5 cm × 1 cm 的淋巴结，活动可，触痛；颈软，心脏听诊未闻及杂音；肺部听诊呼吸音粗，未闻及干、湿性啰音；腹平软，肝脾肋下未触及，脐右侧压痛明显；神经系统查体（-）。

[辅助检查] 血常规示 WBC 2.8×10^9/L，N% 37.5%，LYM% 45.7%。EO 为 0；ESR 50 mm/h。肥达反应 O 抗原 1 : 160，H 抗原 1 : 80。肝功能示 TBIL 12 mmol/L，ALT 78 U/L，AST 43 U/L。OB 试验（+）。PCT 正常；血培养 + 药敏试验：结果待回报。结核抗体（-）。胸腹部 CT 示肝脏饱满，脾稍大，胸部未见异常（图 14-1、图 14-2）。

笔记

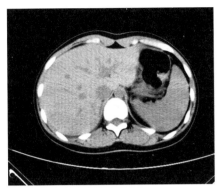

图 14-1　上腹部 CT 平扫扫描：肝脏饱满，脾稍大

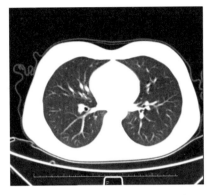

图 14-2　肺部 CT 未见明显异常

[初步诊断]　伤寒并中毒性肝炎。

[治疗转归]　建议住院治疗（患者拒绝）；消化道隔离；监测生命体征；流汁饮食。给予抗感染治疗：首选喹诺酮类，疗程 2 周（左氧氟沙星 0.4 g，每日 1 次）。

3 天后复诊，患者仍持续发热不退，给予住院治疗。入院后给予莫西沙星（0.4 g，静脉滴注，每日 1 次）5 天后患者仍发热不退，中毒症状重，换亚胺培南西司他丁钠（1.0 g，静脉滴注，每 8 小时 1 次）治疗，体温高峰较前下降，症状有所好转，1 天后再次高达发病以来的最高值 40.5 ℃，加用利奈唑胺抗感染治疗 2 天后体温恢复正常，症状好转，复查血常规、炎症指标正常。体温正常 1 周后再次出现 40 ℃高热。

完善其他相关检查，病毒五项检查示 EB 病毒 DNA 3.91×10^3 copies/mL；乙肝六项示 HBsAb（+），乙肝 DNA 定量低于检测下限；PCT、胰腺功能、肿瘤四项、游离甲状腺素水平、尿液分析、粪便常规 +OB 试验、电解质、肌酶谱、免疫功能六项、T-spot、ANA 谱、ANA 谱 3、ANCA、优生四项、

笔记

血吸虫循环抗原、真菌（1-3）-β-D 葡聚糖均无明显异常。

骨髓细胞学：骨髓增生活跃，粒巨增生活跃，粒系伴核左移，偶见吞噬性组织细胞。

右颈部淋巴结穿刺活检：镜下见各阶段的淋巴细胞，以成熟淋巴细胞为主，提示（右颈部淋巴结）淋巴结炎。

[修正诊断]　坏死性淋巴结炎（菊池病）。

病例分析

患者为青年女性，冬、春季节发病，伴皮疹、肝损伤，血象低，入院已存在颈部淋巴结肿大，孤立，质中，触痛阳性，升级抗感染治疗有效后体温再次上升，伴皮疹、肝损伤、脾大、感染性骨髓象、EB 病毒感染，抗生素治疗无效，考虑伤寒基础上合并坏死性淋巴结炎（菊池病）。治疗上给予甲泼尼龙 40 mg 治疗后，体温恢复正常，各项指标好转。

菊池病，又称组织坏死性淋巴结炎，1972 年由 M. Kikuchi 和 Fujimoto 在日本报道。该病特点包括：①患者多为女性，年龄多在 20 ～ 30 岁，以春、夏发病较多，原因尚不清楚，可能与感染和自身免疫相关；②发热，热型不一，可呈弛张热或不规则热，最高可达 39 ～ 40 ℃；③淋巴结肿大，颈部腋窝多见；④ 20% 患者可见药疹样皮疹；⑤肝脾大；⑥常伴白细胞减少；⑦淋巴结活检可诊断；⑧糖皮质激素治疗有效。菊池病临床表现无特异性，确诊的主要依据是淋巴结活检，需避免误诊及漏诊，治疗药物以糖皮质激素为首选，预后良好，但可复发。

孙水林教授点评

治疗菊池病，要把握疾病的本质特征；感染性发热有效治疗 3～5 天仍发热，要考虑耐药；学会判断感染性发热特效治疗时出现的类赫氏反应及意义；当感染控制后一段时间出现再次发热时，要具体问题具体分析，谨慎应对。

（高珍）

参考文献

1. 孙长勇，周玉才，杨淑莲，等.桥本甲状腺炎合并菊池病1例报道及诊断思路分析.中国全科医学，2018，21（8）：954-957.

2. BLAKE C, WANG E. Kikuchi-Fujimoto disease. Arch Pathol Lab Med, 2010, 134（2）: 289-293.

3. 李兰娟，任红.传染病学.8版.北京：人民卫生出版社，2013.

笔记

015　成人巨细胞病毒性肝炎 1 例

病历摘要

患者，女，20 岁，实习护士。因"反复皮疹 2 个月，发热 1 月余，乏力、纳差、尿黄 1 周"于 2017 年 9 月 13 日入院。有贫血史 5 年，有左氧氟沙星过敏史；否认肝病史，余无特殊。患者于 2 个月前出现皮疹，表现为颜面、颈部及四肢散在皮疹，伴有瘙痒，未重视；9 天前出现发热，最高体温 39.5 ℃，有畏寒，无寒战，伴有四肢大关节疼痛。就诊于某三甲医院风湿免疫科，实验室检查提示血象高，铁蛋白高，影像学检查提示多发淋巴结肿大，诊断为"成人斯蒂尔病，肝功能异常"。予以抗感染、护肝、护胃及补钙治疗，患者体温正常、皮疹减轻、关节疼痛缓解出院，出院后继续予激素及护肝治疗。1 周前出现乏力、食纳下降，尿色进行性加深，化验提示肝功能进行性恶化而入院。

[入院查体]　生命体征平稳，轻度贫血貌，全身皮肤黏膜重度黄染，巩膜重度黄染；无皮疹，浅表淋巴结未触及肿大，未见肝掌，有蜘蛛痣，心肺听诊无异常，腹平软，全腹无压痛及反跳痛，肝脾肋下未触及，双下肢无水肿。

[辅助检查]　血常规示 WBC 3.84×10^9/L，Hb 95 g/L，PLT 247×10^9/L，N% 70%；CRP 5.37 mg/L；Ft 356 ng/mL；PCT 0.69 ng/mL。肝功能示 TP 62 g/L，ALB 34 g/L，TBIL 302 μmol/L，DBIL 143 μmol/L，ALT 72 U/L，AST 339 U/L，GGT 204 U/L，ALP 222 U/L，CHE 3342 U/L；肾功能无明显

异常；AFP 14.1 ng/mL；PTA 65%；甲肝 IgM（－）、乙肝六项均（－）；输血四项均（－）；铜蓝蛋白无异常；ANA 谱、ANCA、ANA 谱 3 均（－）；CMV DNA 1.59×10^3 copies/mL；EB DNA（－）、VZV DNA（－）、HSV I DNA（－）、HPV B19（－）；CMV IgG（＋）、CMV IgM（＋）；T-spot（－）；G 试验 33.36 pg/mL；GM（－）；血培养、骨髓培养（－）；骨髓涂片示骨髓增生活跃，粒红比例降低，粒系、红系、巨核系三系增生活跃，粒系伴核左移，血小板散在或成簇可见。

胸部 CT（图 15-1）：心膈角区稍大淋巴结，建议随访。肝、胆、胰、脾 MRI 平扫 +MRCP（图 15-2）：肝、脾大，肝内外胆管管径纤细，未见充盈缺损，胆囊腔内未见充盈缺损；胰管未见扩张。

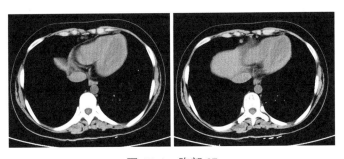

图 15-1 胸部 CT

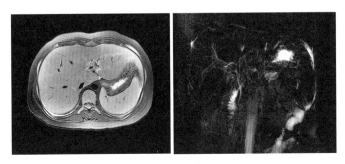

图 15-2 肝、胆、胰、脾 MRI 平扫 +MRCP

笔记

[诊断] 巨细胞病毒性肝炎。

[治疗转归] 入院后停用激素，次日患者出现发热，予以更昔洛韦抗病毒、头孢哌酮舒巴坦钠抗感染及护肝、人工肝支持治疗，患者体温逐渐恢复正常，肝功能渐好转。9月15日、9月22日、10月6日患者CMV DNA分别为1.59×10^3、2.0×10^2、< 500 copies/mL；TBIL分别为302、271、144 μmol/L。治疗第19天患者再次出现发热，血红蛋白进行性下降，从9月17日的81 g/L逐渐降至10月7日的50 g/L。复查炎症指标上升不明显，予以拔除人工肝导管，并做导管尖端培养，结果为阴性，停用抗生素及抗病毒药物后患者体温恢复正常，肝功能进一步好转，贫血改善。

病例分析

患者为青年女性，急性起病，首次住院有皮疹、发热，伴有关节疼痛，同时有多发淋巴结肿大，肝功能轻度损伤，就诊于风湿免疫科并诊断为"成人斯蒂尔病，肝功能异常"。给予甲泼尼龙治疗后体温正常，肝功能有所好转，但出院后患者在未停用激素前提下，肝功能进行性恶化，并伴有明显消化道症状。第2次住院就诊于肝病科，重新整理资料，搜集证据并进行多学科诊疗，考虑成人斯蒂尔病诊断不成立，同时发现巨细胞病毒感染证据。巨细胞病毒感染在人群中非常常见，但不一定会引起临床症状，主要以新生儿、婴幼儿多见。但近年来成人被感染从而引起肝炎、肝衰竭的报道越来越多，多见于有基础疾病或免疫抑制状态。该患者起病初期诊断成人斯蒂尔病而使用过激素，是先使用激素后继发巨细胞病毒感染还是起病之初即为巨细胞病毒感染所引起的发热，仍需进一步探讨。入我

院予以更昔洛韦抗病毒治疗后患者体温逐渐正常，CMV DNA
阴转，肝功能好转，但患者再次出现发热，并出现血红蛋白进
行性下降，目前考虑与更昔洛韦引起的骨髓抑制相关，经停药
后体温亦正常，考虑药物热可能性大。

孙水林教授点评

　　成人斯蒂尔病缺乏特异性诊断依据，在临床工作中极易
出现误诊及漏诊，需排除感染及肿瘤，该病例开始起病时临床
表现符合成人斯蒂尔病，但调阅既往资料来看，证据不充分，
更为关键的是，在使用激素过程中肝功能恶化，这明显不符合
成人斯蒂尔病的特点。成人巨细胞病毒感染引起重型肝炎特点
为急性起病，发热时间长，黄疸深，肝功能受损严重，病程可
急剧加重。该病例虽未完全符合肝衰竭的诊断标准，但临床特
点有相当部分还是符合既往报道的巨细胞病毒引起肝衰竭的特
点。另外，该患者在治疗过程中出现的小插曲提示我们在细菌
感染证据不充分的情况下，停药可能是更好的选择，而不是一
味升级抗生素。

（姚雪兵）

参考文献

1. 中华医学会儿科分会感染消化组. 巨细胞病毒感染诊断方案. 中华儿科杂志，
   1999，37（7）：441.
2. 臧红，朱冰，游绍莉，等. 成人巨细胞病毒性肝炎临床表现及病理特点分析. 实
   用预防医学，2012，11（19）：1684-1686.
3. 杨丽华，胡积金，胡宝珍. 既往健康成人巨细胞病毒性重型肝炎的临床分析. 武
   汉大学学报（医学版），2001，22（3）：263-265.
4. LIMAYE A P，KIRBY K A，RUBENFELD G D. Cytomegalovirus reactivation in
   critically-ill immunocompetent patients. JAMA，2008，300（4）：413-422.

016 以癫痫为首发症状的脑囊虫病合并肝内感染1例

病历摘要

患者，女，45岁，农民。因"间断四肢抽搐4天"于2018年11月4日入院。患者4天前无明显诱因下出现头转向左侧，伴四肢抽搐，意识丧失，呼之不应，持续20 min，无口吐白沫，无双眼上翻，无大小便失禁，就诊于当地医院，查颅脑CT未见明显出血，3天后患者再次出现3次抽搐。患者既往身体一般，有生吃蔬菜和肉食八分熟习惯。

[入院查体] T 36.2 ℃，P 68次/min，R 19次/min，BP 128/71 mmHg，神志清楚，精神一般，GCS评分15分（E4V5M6），面色如常，口唇无发绀，颈软，无抵抗，心肺及腹部无阳性体征；脊柱及四肢形态及功能正常，四肢肌力及肌张力正常，病理征未引出。

[辅助检查] 血常规示WBC 6.77×10^9/L，RBC 4.15×10^{12}/L，Hb 123 g/L，PLT 292×10^9/L，N% 65%，LYM% 26.9%，单核细胞百分比5.6%，EO% 2.5%；肝功能示TP 71.71 g/L，ALB 35.89 g/L，TBIL 18.28 μmol/L，DBIL 3.69 μmol/L，ALT 87 U/L，AST 108 U/L，ALP 131.38 U/L；肾功能、电解质、凝血功能、甲胎蛋白、癌胚抗原、CA-199、CA-125、输血四项未见明显异常。2018年11月7日行腰椎穿刺术，脑脊液囊虫抗体（＋）。脑脊液生化：蛋白667.44 mg/L，葡萄糖3.07 mmol/L，氯123.40 mmol/L。脑脊液细菌培养、一

般细菌涂片检查、新型隐球菌检查、结核菌涂片检查、脑脊液常规检查未见明显异常。

颅脑 MRI 平扫 + 脑血管成像：双侧大脑半球白质区见少许斑点状 T_2 flair 高信号影，右侧颞枕叶血管源性水肿性病变；脑内散在缺血灶；副鼻窦炎。头颅 MRI 血管成像：左侧颈内动脉重度狭窄、闭塞；左侧椎动脉显示欠佳（图 16-1）。

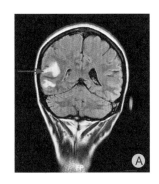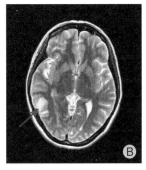

A：T_2 flair 　　　　　　B：T_2 加权成像

图 16-1　累及双侧大脑半球白质区、右侧颞枕叶的患者头颅 MRI 表现
（箭头所指为病灶）

脑胶质瘤组合序列：右侧颞叶脑膜下两个结节伴脑内水肿和广泛脑膜增厚强化，考虑感染性病变可能性大（图 16-2）。腹部增强 CT 提示肝内多发稍低密度灶，考虑感染性病变（图 16-3）。

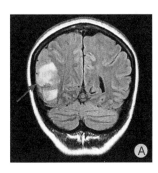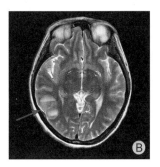

A：T_2 flair 　　　　　　B：T_2 加权成像

图 16-2　累及右侧颞叶脑膜下、脑膜的患者头颅 MRI 表现（箭头所指为病灶）

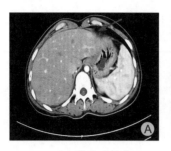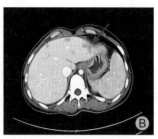

A：CT 增强动脉期　　　　　　　B：CT 增强门脉期

图 16-3　累及肝脏左叶的患者上腹部 CT 表现（箭头所指为病灶）

[诊断]　脑囊虫病。

[治疗转归]　给予阿苯达唑片抗囊虫、护肝，奥卡西平抗癫痫等治疗。完成 3 个疗程后，患者症状消失，病灶吸收。随访 2 个月后复查颅脑 MRI 提示双侧大脑半球白质区见少许斑点状 T_2 flair 高信号影，右侧颞部局部脑膜稍增厚、点状、线状强化，病灶明显吸收；肝脏 MRI 提示肝包膜下见斑片状稍长 T_2 信号，弥散加权成像呈稍高信号，肝内病灶部分缩小，部分新增病灶（图 16-4）。随访 6 个月后复查颅脑 MRI 与肝脏 MRI 均提示病灶完全吸收（图 16-5），复查血清囊虫抗体 IgG（＋）。

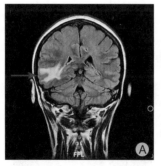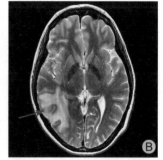

A：T_2 flair　　　　　　　B：T_2 加权成像

图 16-4　颅脑 MRI 与肝脏 MRI 表现（箭头所指为病灶）

笔记

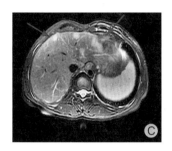
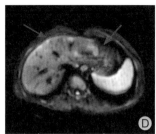

C：T₂加权成像   D：弥散加权成像

图 16-4 颅脑 MRI 与肝脏 MRI 表现（箭头所指为病灶）（续）

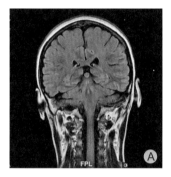
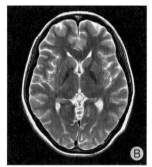

A：T₂ flair   B：T₂加权成像

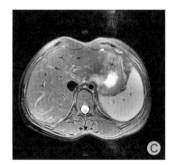
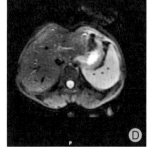

C：T₂加权成像   D：弥散加权成像

图 16-5 复查头颅 MRI 与上腹部 MRI 表现

📋 病例分析

囊尾蚴病是由猪带绦虫幼虫寄生于人体各组织器官所致的疾病，为较常见的人畜共患病。脑囊虫病是链状绦虫（猪肉

91

绦虫）的幼虫（囊尾蚴）通过血流进入脑实质，寄生在大脑皮质邻近运动中枢而引起的中枢系统疾病。因囊虫寄生的部位及数量不同，临床症状复杂多样，但因脑囊虫大多寄生于大脑皮层、软脑膜，故绝大部分患者以癫痫发作为主要症状。关于脑囊虫病引起肝内感染机制未见明确报道，依据脑囊虫病发病机制可以推测经由多种方式进入胃的绦虫卵，在十二指肠中孵化成囊尾蚴，其钻入肠壁经血液循环分布至全身，也可以到达肝内，引起肝脏炎症损伤。脑囊虫临床诊断主要根据流行病学资料、临床表现、实验室检查及影像学检查。脑囊虫病临床表现多样且无特异性，诊断较困难，导致临床医务工作者对疾病的认识不够，不易识别，容易误诊。血、脑脊液囊虫抗体检查敏感性 94% ~ 98%，但对单个病灶囊虫病的诊断阳性率不到50%。头颅 MRI 或 CT 检查显示脑实质蛛网膜下腔或脑室系统中带头节的特异性囊性病变则可以确诊。但对影像学特征不典型者，将血清免疫学检查与影像学手段相结合可大大提高临床诊断脑囊虫病的准确率。

本例患者为中年女性，急性起病，有生吃蔬菜和肉食八分熟习惯，起病以癫痫发作为主要症状。入院后行经颅脑 MRI 扫描及脑脊液酶联免疫吸附试验囊虫阳性确诊为脑囊虫病，予抗囊虫、抗癫痫治疗，同时积极予脱水降颅内压及抗炎、护肝等对症治疗。治疗后随访 6 个月，患者未再次出现癫痫发作，肝功能恢复，影像学检查提示颅内及肝内感染灶均完全吸收。

综上所述，脑囊虫病在非疫区散发，无特异性症状，容易误诊，通过详细的问诊、影像学及血清学检查可以确诊。癫痫型脑囊虫病处理的关键是控制癫痫、彻底抗囊虫。对于并发肝损害、肝内感染的患者，通过抗囊虫及护肝治疗可以获得较好的治疗效果。预防脑囊虫病的关键在于加强卫生宣传教育工作，改善饮食习惯，提倡注意个人卫生，做到饭前、便后洗手，蔬菜、水果要洗干净，避免生食肉类，以防误食绦虫卵。

孙水林教授点评

囊虫病的症状复杂多样，癫痫大发作是脑囊虫病的主要症状之一，其特点是易变，间歇期长短不一，有特殊的影像学表现，经积极的个体化治疗后效果较好。脑囊虫病的治疗须根据疾病的不同类型采取个体化方案，脑实质型多采取药物驱虫治疗。阿苯达唑及吡喹酮是目前最主要的抗囊虫治疗药物，各地使用方案各异。本组病例治疗上单一使用阿苯达唑，选择每一疗程以单药治疗，采用"总剂量控制、小剂量开始、缓慢加量"的原则，可取得显著效果。在驱虫治疗同时使用糖皮质激素防治脑水肿，必要时使用甘露醇及使用抗癫痫药物等对症治疗。

（刘翠芸）

参考文献

1. 李焕璋，臧新中，钱门宝，等 . 囊尾蚴病流行现况及研究进展 . 中国血吸虫病防治杂志，2018，30（1）：99-103.

2. ROMO M L, CARPIO A, PARKHOUSE R M E, et al. Comparison of complementary diagnostic tests in cerebrospinal fluid and serum for neurocysticercosis. Heliyon, 2018, 4（12）: e00991.

3. JAYAKUMAR P N, CHANDRASHEKAR H S, ELLIKA S. Imaging of parasitic infections of the central nervous system. Handb Clin Neurol, 2013, 114: 37-64.

017　恶性疟疾 1 例

病历摘要

患者，男，57 岁，工人。急性起病，因"发热 4 天"于 2019 年 2 月 3 日入院。患者是江西省南昌市人，起病前在非洲务工，有蚊虫叮咬史；患者于 2019 年 1 月 31 日开始出现发热，体温最高 44 ℃，伴畏寒，恶心、呕吐，鼻塞、咽痛，全身肌肉酸痛，头痛、头晕，无咳嗽、咳痰，无胸闷、胸痛，就诊于南昌某县医院，给予相关治疗（具体不详）后未见好转，建议上一级医院就诊，为了进一步治疗，2019 年 2 月 2 日就诊我院急诊，查血常规示 WBC 6.35×10^9/L，RBC 4.02×10^{12}/L，Hb 124 g/L，PLT 40×10^9/L；肾功能示 BUN 13.24 mmol/L，Cr 126.32 μmol/L，UA 506.55 μmol/L，β_2-MG 10.03 mg/L；降钙素原检测示 PCT 21.86 ng/mL；尿液分析示蛋白质（++），尿胆原（++），隐血（+），镜检 RBC 2 ～ 4 个 /HP、颗粒管型（+）。2019 年 2 月 3 日镜检见疟原虫 /HP，考虑"疟疾"，经我科医生会诊后，转入我科治疗。

[入院查体]　T 36.0 ℃，P 80 次 / 分，R 22 次 / 分，BP 105/70 mmHg，神清，浅表淋巴结无肿大，睑结膜无充血，颈软，双肺呼吸音粗，未闻及明显干、湿性啰音，腹略隆起，全腹无压痛及反跳痛，肝脾肋下未触及，Murphy 征（－），移动性浊音（－），肠鸣音正常，双下肢无水肿。

[辅助检查]　2019 年 2 月 3 日血常规检查示 WBC 6.22×10^9/L，RBC 3.60×10^{12}/L，Hb 119 g/L，PLT 24×10^9/L，

N% 30.9%；凝血四项 +D- 二聚体示纤维蛋白原浓度（fibrinogen concentration，FIB）4.15 g/L，PT 13.2 秒，D-Dimer 2.90 μg/mL；降钙素原检测荧光定量法示 PCT 14.99 ng/mL；肝功能示 TP 59.40 g/L，ALB 32.13 g/L，白球比 1.18，TBIL 26.60 μmol/L，DBIL 10.84 μmol/L，IBIL 15.76 μmol/L，AST 97.29 U/L，ALT 82.11 U/L；肾功能 I 示 Cr 103.24 μmol/L，UA 460.11 μmol/L，RBP 19.86 mg/L，BUN 10.86 mmol/L，BUN AST 97.29 U/L，CK 39.79 U/L，LDH 608.02 U/L，α -LBDH 286.00 U/L；血脂检查示 TG 3.20 mmol/L，HDB-C 0.12 mmol/L；甲状腺功能检查示 FT$_3$ 1.91 pg/mL；肿瘤标志物检查示 Ft > 1650.0 ng/mL；血液疟原虫检查示镜检见疟原虫。

2019 年 2 月 3 日胸部 CT 平扫（图 17-1）+ 全腹部 CT 平扫：两肺局限性肺气肿，右肺中叶及两肺下叶炎性灶，肝右叶及右侧肾囊肿可能，脾稍大。

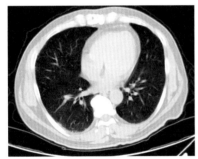
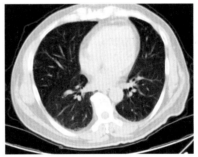

右肺中叶及两肺下叶少许炎性灶，两肺局限性肺气肿

图 17-1　2019 年 2 月 3 日胸部 CT

2019 年 2 月 4 日（入院第 2 天）疾病预防控制中心电话通知鉴定为恶性疟疾。2019 年 2 月 5 日血常规 + CRP 示 WBC 6.63×10⁹/L，N% 33.9%，PLT 43×10⁹/L，Hb 100 g/L，CRP

187.4 mg/L；肝功能示 TP 47.08 g/L，ALB 24.49 g/L，TBIL 18.72 μmol/L，DBIL 7.38 μmol/L，AST 84.08 U/L，ALT 92.92 U/L，ALP 81.86 U/L，γ-GT 64.11 U/L；PCT 4.56 ng/mL。

2019 年 2 月 7 日血液疟原虫检查：未检测出疟原虫。2019 年 2 月 9 日（入院第 7 天）血常规 + CRP 示 PLT 180 × 10^9/L，WBC 6.22 × 10^9/L，N% 37.1%，RBC 2.78 × 10^{12}/L，Hb 86 g/L，PCT 0.4 ng/mL，CRP 115.84 mg/L。肝功能示 TP 57.66 g/L，ALB 28.14 g/L，白球比 0.95，TBIL 13.44 μmol/L，DBIL 5.09 μmol/L，AST 18.23 IU/L，ALT 34.44 IU/L。

[诊断] 恶性疟疾。

[治疗转归] 治疗上予以双氢青蒿素抗疟疾，莫西沙星抗感染，补充白蛋白纠正低蛋白血症，护肝、护胃及补液治疗，监测生命体征，预防水、电解质酸碱平衡紊乱，补充能量平衡等治疗，传染病及时上报。患者体温恢复正常，血常规、肝功能各项指标好转。

病例分析

疟疾系由疟原虫引起，经按蚊叮人吸血传播的一种急性传染病，恶性疟疾变化较为复杂，病情凶险，如不及时抢救可造成生命危险。恶性疟原虫在红细胞中大量繁殖引起红细胞在血管内溶解破坏，加之疟原虫本身及其释放的毒素造成的直接血管病变，患者临床表现为发热伴寒战、贫血、黄疸、腰痛、酱油样小便等血管内溶血引起的肝肾功能损伤。

本例患者主要以发热、畏寒、全身酸痛、头痛和恶心、呕吐求诊，患者曾在疟疾高发区工作过，应考虑疟疾的可能，及早做血液疟原虫检查以便早期诊断，及时治疗。少数恶性疟疾，病情凶险，迅速出现昏迷等严重症状，应引起注意。本例患者持续发热，经莫西沙星等药物抗感染治疗后体温未见明显下降，胸部 CT 示肺部感染较轻，发热第 4 天即在血液疟原虫检查中发现疟原虫。经青蒿素抗疟疾后，患者体温恢复正常，降钙素原等炎症指标明显下降，血常规、肝功能各项指标好转。

疟疾患者如能及时抗疟治疗，其预后较好，但少数恶性疟疾起病急、病情凶险，尤其脑型疟疾常迅速出现高热、昏迷抽搐，若不及时抢救常导致死亡。因此，临床上对恶性疟疾除了积极抗疟治疗外，还须密切观察病情变化及防治并发症的发生。

孙水林教授点评

近年来我科收治的疟疾病例均为输入病例，该患者被诊断为恶性疟疾，热型为不规则热，入院时查降钙素原明显升高，血小板计数下降，且在冬季发病，如不详细询问旅居史极易误诊为败血症而延误诊治。该病例提醒医务人员接诊发热患者时询问病史的重要性。

（姚雪兵）

参考文献

1. 董央庆 . 恶性疟疾 216 例临床分析 . 右江医学，2001，29（4）：346.
2. 宋晓玲，黄宇琨，刘征波，等 . 以血小板减少为主的恶性疟疾 1 例报告 . 热带病与寄生虫学，2011，9（2）：123.

018 肾综合征出血热合并脓毒血症 1 例

病历摘要

患者，女，50 岁，农民。因"头晕 7 天，腰痛 2 天，畏寒伴无尿 1 天"于 2015 年 6 月 9 日入院。患者是江西省上饶市鄱阳县人，周围环境有老鼠活动。既往有 2 型糖尿病、泌尿系结石病史。患者于 2015 年 6 月 3 日无明显诱因出现头晕、乏力，未在意，6 月 7 日出现左侧腰痛，至当地医院查腹部 CT 提示尿路结石（未见报告单），予以相关对症处理后 6 月 8 日出现畏寒、无尿，转入 ICU 监护，考虑"急性肝肾功能不全，低血容量性休克"，予以液体复苏等对症处理，症状未见明显改善转入我院治疗。

[入院查体] T 38.6 ℃，P 114 次 / 分，R 23 次 / 分，BP 117/73 mmHg，神志清楚，呼吸急促，全身皮肤黏膜、巩膜重度黄染，双侧睑结膜充血水肿。心肺体检未及明显异常。腹部膨隆，腹肌稍紧，全腹压痛及反跳痛阳性，Murphy 征（＋），肝脾脏肋下未触及，肝区及左侧肾区叩击痛（＋），移动性浊音（－），肠鸣音正常，双下肢无水肿。

[辅助检查] 血常规示 WBC 21.23×10^9/L，RBC 3.41×10^{12}/L，Hb 94 g/L，PLT 35×10^9/L，N% 96.1%；PCT ＞ 100 ng/mL；CRP 271.0 mg/L；凝血分析示 PT 20 秒，PTA 34.6%，INR 1.69；血气分析示 PaO_2 55 mmHg，pH 7.33；D-Dimer 8.2 μg/mL，硫酸鱼精蛋白副凝试验（＋）；尿液分析示蛋白质（＋＋）；粪便常规 + OB 试验示隐血（＋）；肾功能示 BUN 24.53 mmol/L，Cr 290 μmol/L；肝功能示 ALT 57.69 IU/L，AST 79.54 IU/L，TBIL

208.0 μmol/L；BNP 2728 pg/mL；胰腺功能未见明显异常；流行性出血热抗体（−）。胸腹部 CT（图 18-1）：双侧胸腔积液伴两肺胸膜下渗出、实变，脂肪肝，胆囊炎可能，双肾肾周炎性渗出，左肾积水、输尿管上中段扩张，盆腔积液。血培养结果示大肠埃希菌。入院第 9 天（6 月 17 日），24 小时尿量达 5430 mL，同时 6 月 17 日 CVP 导管尖端细菌培养示混合生长 3 种凝固酶阴性葡萄球菌，未生长真菌。

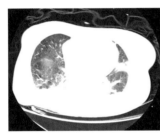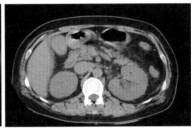

图 18-1　胸腹部 CT

[诊断]　肾综合征出血热（危重型）。

[治疗转归]　给予强效抗感染、护肝、床旁持续血液滤过、输注丙种球蛋白、输注血浆、去白细胞悬浮红细胞改善贫血及凝血功能，维持水、电解质平衡等综合治疗，体温恢复正常，各项指标好转（图 18-2，表 18-1）。

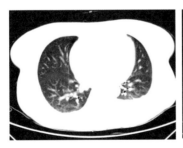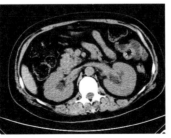

两肺病灶明显吸收，胸水减少，左肾肿胀、积水及输尿管上段轻度扩张大致相仿，双肾肾周炎性渗出吸收好转，腹盆腔积液消失

图 18-2　胸腹部 CT

表 18-1　实验室检查各指标变化

日期 项目	6月							7月	
	10日	12日	14日	16日	19日	25日	28日	1日	3日
WBC/ (×10⁹/L)	38.74	29.99	20.81	17.82	21.05	10.49	5.99	6.13	8.91
N/（%）	96.1	95.9	77.4	80.8	90.6	90.5	77.7	71.5	82.2
Hb/（g/L）	94	92	87	87	72	101	77	78	89
PLT/ (×10⁹/L)	35	34	67	58	138	286	193	229	232
ALT/ （IU/L）	57.69	120.5	102.1	24.4	11.5	25.8	15.6	16.6	20.3
AST/ （IU/L）	79.54	83.33	143.07	19.27	25.03	31.35	24.4	24.10	22.36
TBIL/ （μmol/L）	208.0	260.8	211.2	131.4	71.8	37.91	22.58	25.13	25.29
BUN/ （mmol/L）	24.53	29.10	27.44	16.59	11.67	4.78	5.40	4.54	3.88
Cr/ （mmol/L）	290	159.7	134.2	86.4	80.8	67.3	64.8	54.0	55.1
PCT/ （ng/mL）	＞100	82	14.57	8.34	6.44	2.65	3.68	2.14	3.44
CRP/ （mg/L）	271.0	154	111	50.2	18.1	22.3	21.1	15.3	57.2
BNP/ （pg/mL）	2728	2892	4100	2606	622	368	182.2	131.56	146.2
尿蛋白	++	－	－	±	－	－	－	－	－
INR	1.69	1.34	1.21	1.18	1.04	1.12	1.34	0.98	1.04
流行性出血热抗体	－	－	－	－			－	－	IgG （+）

病例分析

肾综合征出血热又称流行性出血热，是汉坦病毒属引起的自然疫源性急性传染病，病理变化主要是全身小血管和毛细血管广泛损伤，由于汉坦病毒对人体的泛嗜性感染，常合并多脏器损伤，严重者可致多器官功能衰竭，是造成肾综合征出血热患者死亡的主要原因，该病病死率为 3% ～ 5%。目前该病发病机制未完全阐明，病毒的直接损伤及免疫损伤是各脏器功能受损的始动因素，而继发感染、水钠潴留、电解质紊乱、肾功能不全等是加重各脏器损伤的促进因素，互为因果、恶性循环，最终致多器官功能衰竭。

肾综合征出血热合并严重脓毒血症并不多见，一旦出现病情危重，早期诊断困难，容易误诊。回顾分析该病例资料，患者既往糖尿病史 10 余年，血糖控制欠佳，免疫力低下，极易诱发感染，居住环境有老鼠活动。就诊时以急腹症样为首要表现，存在严重感染（血象显著升高，PCT > 100 ng/mL），多脏器功能不全（心功能、肝功能、肾功能、凝血功能障碍，代谢障碍），存在脓毒血症（血培养示大肠埃希菌，CVP 导管尖端细菌培养示混合生长 3 种凝固酶阴性葡萄球菌），缺乏特异性，早期诊断较为困难。整个病程中，反复多次行流行性出血热抗体阴性，直至病程第 14 天 24 小时尿量达 5000 mL 而进入多尿期，后期复查流行性出血热抗体检测结果显示阳性。因此，早期流行性出血热抗体阴性，并不能排除肾综合征出血热的诊断，临床医生首先应该从该病的病理生理机制入手，早期临床症状一旦出现发热、充血、出血、肾功能损伤应高度警惕该病。

该病预后与病型轻重、早期诊断治疗是否及时得当有关，因此，流行季节、流行地区、详细的病史、细致的查体、对病情进行整体分析，把握该病的特征性表现，对于诊断该病具有重要作用。临床医生应从该病的主要病理变化，即全身小血管和毛细血管广泛损伤入手，抓住该病发热、低血压休克、充血出血和肾损伤的特征性临床表现，尤其对于临床表现不典型，合并多脏器功能不全，早期肾功能损伤轻微，尿蛋白及出血热抗体可能阴性的情况，应反复多次查肾功能、尿常规，动态监测血小板计数及出血热抗体，进行早期诊断，早期治疗。

孙水林教授点评

危重型肾综合征出血热合并严重感染，难以与脓毒血症鉴别，结合流行病学史及出血、渗出等临床表现，早期出血热抗体阴性并不能排除肾综合征出血热的诊断；PCT 作为感染重要指标，其他病原体感染，如原虫感染亦可造成 PCT 升高干扰临床诊断，临床医生需抓住该病的病理本质做出早期诊断。

（高珍）

参考文献

1. COLLEEN B J, LIUZ T M F, OLLI V. A global perspective on hantavirus ecology, epidemiology, and disease. Clin Microbiol Rev, 2010, 23（2）: 412-441.

2. 李兰娟, 任红. 传染病学. 8 版. 北京: 人民卫生出版社, 2013.

3. 马晓华, 李飞宇, 杨海敏, 等. 治疗危重型肾综合征出血热的时机及预后影响因素. 中国热带医学, 2018, 18（9）: 927-930.

4. BAIGILDINA A A, KHAIBOULLINA S F, MARTYNOVA E V, et al. Inflammatory cytokines kinetics define the severity and phase of nephropathia epidemica. Biomark Med, 2015, 9（2）: 99-107.

019 血吸虫引起无症状多发性肝脓肿 1例

病历摘要

患者，男，39岁。因"脱髓鞘病"入院。入院行MRI检查发现肝内多发小脓肿。患者自诉无发热、肌肉酸痛等感染中毒症状，无恶心、呕吐、腹痛、腹泻等消化道症状。

[入院查体] T 36.6 ℃，全身皮肤黏膜未见黄染，未见皮疹、出血点、蜘蛛痣、肝掌。未触及肿大的浅表淋巴结。颈软，无压痛，心肺未见异常。腹软，无压痛、反跳痛，Murphy征（−），肝脾肋下未触及。脊柱四肢未见畸形，无压痛，活动正常，各关节未见红肿。

[辅助检查] 入院时查血 WBC 13.46×10^9/L，PLT 174×10^9/L，N% 36.6%，EO% 37.9%。TBIL 13.86 μmol/L，AST 25.9 U/L，ALT 39.98 U/L，红细胞沉降率、肾功能、电解质均无异常。血吸虫循环抗原（＋）。上腹部MRI示肝右后叶上段斑片状稍长 T_1、T_2 信号，边界模糊，DWI高信号，其内小圆形长 T_1、T_2 信号，DWI高信号。由此考虑感染性病变（小脓肿形成）可能性大（图19-1）。上腹部CT示肝内多发低密度灶（图19-2）。电子胃镜及电子肠镜均提示阴性。追问病史，患者出生于鄱阳湖附近永修县，有长期血吸虫疫水接触史。综合患者流行病学史、实验室及影像学检查，考虑为血吸虫引起的多发性肝脓肿可能性大。予以驱虫治疗：吡喹酮总量60 mg/kg，2天内分4次口服。治疗3天后，复查血 WBC 8.23×10^9/L，

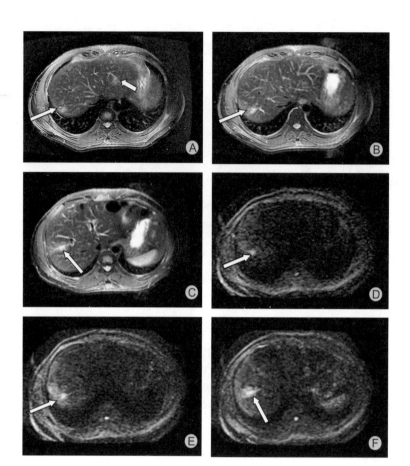

可见肝右后叶上段多个斑片状稍长 T_1、T_2 信号，边界模糊，DWI 高信号，其内小圆形长 T_1、T_2 信号，DWI 高信号，左叶亦可见斑片状稍长 T_2 信号，边界模糊，DWI 高信号。A、B、C 为 T_2 加权限三个不同层面，D、E、F 为 DWI 三个不同层面，箭头所指为病灶

图 19-1　入院时上腹部 MRI

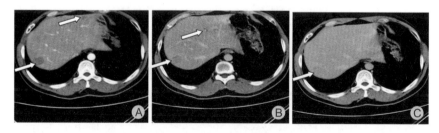

肝内可见多发类圆形非强化低密度灶。A 为动脉期，B 为门脉期，C 为延迟期，箭头所指为病灶

图 19-2　入院时上腹部 CT

笔记

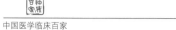

PLT 168×10^9/L，N% 47.3%，EO% 22.1%。1 周后复查血 WBC 7.7×10^9/L，PLT 164×10^9/L，N% 51.3%，EO% 15.35%。上腹部 MRI：肝右后叶见小片状稍长 T_2 信号，中央点状长 T_2 信号，DWI 呈高信号，边界模糊。病灶较入院时缩小（图 19-3）。2 个月后复诊，复查血 WBC 9.37×10^9/L，PLT 153×10^9/L，N% 57.3%，EO% 4.4%。上腹部 MRI 示肝右叶病灶基本吸收（图 19-4）。

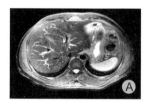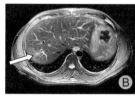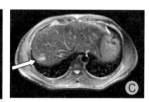

肝右后叶见一小片状稍长 T_2 信号，中央点状长 T_2 信号，DWI 呈高信号，边界模糊。病灶较入院时减少且缩小。A、B、C 为 T_2 加权限与图 19-1 A、B、C 三个对应的层面，箭头所指为病灶

图 19-3 驱虫治疗 1 周后，上腹部 MRI

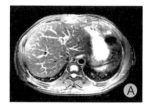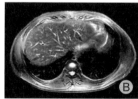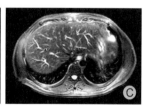

肝内病灶基本吸收。A、B、C 为 T_2 加权限与图 19-1 A、B、C 三个对应的层面

图 19-4 治疗 2 个月后，上腹部 MRI

病例分析

我国常见的日本血吸虫病主要是由皮肤接触含尾蚴的疫水而感染，主要病变为虫卵沉积于肠道和肝脏等组织而引起的虫卵肉芽肿。急性期患者有发热、腹痛、腹泻或脓血便、肝大与

压痛等表现，血中嗜酸性粒细胞显著增多。慢性期以肝脾大或慢性腹泻为主。晚期则以门静脉周围纤维化病变为主，可发展为肝硬化、巨脾与腹水等。有时可发生血吸虫病异位损伤。肝血吸虫病 CT 平扫最典型的表现是间隔钙化，通常与肝包膜垂直，呈现"龟壳征"；肝右叶萎缩及脾大很常见；还可表现为肝包膜钙化，结合处凹陷及肝表面凹凸不平。在 MRI T_1WI 上增厚、钙化的间隔呈低信号，在 T_2WI 上呈高信号；MRI 超顺磁氧化铁增强后 T_1WI 和 T_2WI 均表现为高信号强度。该患者无发热、腹泻、脾大等血吸虫感染引起的相关症状和体征，但有明显的血吸虫疫水接触史，血嗜酸性粒细胞显著升高，血吸虫循环抗原（+），上腹部 MRI 及 CT 均提示肝内病变，且考虑为肝内多发小脓肿。经驱虫治疗后，血嗜酸性粒细胞计数逐渐下降至正常，且上腹部 MRI 亦提示肝内病灶缩小，最后完全吸收。诊断性治疗效果亦支持血吸虫性多发性肝脓肿。

目前由血吸虫引起的无症状、多发性肝脓肿的血吸虫病例鲜见报道。通过对该患者的诊治，我们有以下体会：①血吸虫能引起多发性肝脓肿，临床上可无发热、过敏反应、消化道症状及肝、脾大等临床表现，故极易漏诊及误诊。对于血吸虫引起的肝脓肿，无须使用抗菌药物，及时给予驱虫治疗，即能达到痊愈。②肝血吸虫病的影像学检查可出现肝脓肿特征性表现，MRI 示肝内出现稍长 T_1、T_2 信号，边界模糊，DWI 高信号，其内见小圆形长 T_1、长 T_2 信号，DWI 高信号。CT 可表现为肝实质内多发类圆形状非强化低密度改变，以肝周边部较为集中。③对于疫区人群或有明显疫水接触史的人群进行血吸虫病筛查时，除了实验室检查外，上腹部影像学检查也非常必要，以便早期及时发现血吸虫引起的病变，并予以及时正确的诊治。

孙水林教授点评

　　急性血吸虫病后并发肝脓肿，在临床工作中实为少见，值得引起重视。尽管肝血吸虫病的典型临床和影像学表现为专科医生和影像科医生所熟悉，但一些合并不典型临床表现及影像学表现的患者往往被误诊或漏诊。本文报道的 1 例肝血吸虫患者以肝脓肿为主要临床及影像学表现，这种情况少见，容易引起误诊，如能及时诊断，用吡哇酮治疗，效果满意。

（刘翠芸）

参考文献

1. MANZELLA A，OHTOMO K，MONZAWA S，et al. Schistosomiasis of the liver . Abdom Imaging，2008，33（2）：144-150.

2. OHMAE H，SY O S，CHIGUSA Y，et al. Imaging diagnosis of schistosomiasis japonica the use in Japan and application for field study in the present endemic area. Parasitol Int，2003，52（4）：385-393.

3. MORTEL K J，SEGATTO E，ROS P R. The infected liver：radiologic-pathologic correlation. Radiographics，2004，24（4）：937-955.

4. MONZAWA S，OHTOMO K，OBA H，et al. Septa in the liver of patients with chronic hepatic schistosomiasis japonica：MR appearance . AJR，1994，162（6）：1347-1351.

020 以急性心肌梗死为主要特征的 肾综合征出血热 1 例

病历摘要

患者，男，76 岁，农民。因"发作性胸痛 18 小时"于 2018 年 8 月 24 日入院。既往有痛风病史，否认心脏病病史。患者自诉服用非甾体抗感染药后出现急性胸痛 18 小时，呈胸骨后持续疼痛，伴有头晕、头痛、腰痛、胸闷、呕吐及解黑便 1 次。入院后于 18:40 查心肌肌钙蛋白 0.38 ng/mL。心电图：①窦性心律；②下壁、前侧壁 ST 段抬高（请结合临床，排除急性心肌梗死）。于 21:21 再次查心肌肌钙蛋白 6.32 ng/mL，心电图：①窦性心动过速；② P-R 间期延长；③下壁导联 ST 段抬高（请结合临床，排除急性心肌梗死）；④ $V_3 \sim V_6$ 导联 T 波倒置、低平。考虑急性心肌梗死收入心内冠心病监护病房。急诊行冠状动脉造影（图 20-1、图 20-2）：左主干无狭窄，前降支近端 40% 狭窄，心肌梗死溶栓治疗（thrombolysis in myocardial infarction，TIMI）血流 3 级；回旋支远端 70% 狭窄，TIMI 血流 3 级；右冠状动脉未见明显狭窄，TIMI 血流 3 级。

[辅助检查] 血常规示 WBC 12.70×10^9/L，RBC 3.80×10^{12}/L，PLT 85×10^9/L；肾功能示 BUN 13.01 mmol/L，Cr 295.07 μmol/L；肝功能示 ALB 31.77 g/L，AST 88.03 U/L，ALT 62.43 U/L；尿蛋白（++）；入院第 2 天再次查肌钙蛋白 24.48 ng/mL，并完善腹部 CT 和其他影像学检查等。CT 示双肾及腹腔外渗。结合

患者的病史及冠脉造影，目前排除急性心肌梗死，请感染性疾病科会诊，结合患者的流行病学史、体征、辅助检查，考虑肾综合征出血热，完善特异性抗体检测，IgM抗体（+），确诊为特殊类型HFRS。主要依据：①患者为南昌县农民，来自于疫区，好发季节发病，有老鼠接触史。②患者以发热伴有头痛、腰痛、眼眶痛及剧烈胸痛为主要特征，入院时有发热、低血压两期经过；查体示患者有酒醉貌，球结膜水肿，腹部有压痛，双肾区叩击痛。③实验室检查示WBC升高，PLT降低，血肌酐升高，转氨酶升高，低蛋白血症，尿蛋白（++），IgM抗体（+），CT提示双肾渗出。患者冠脉造影排除心肌梗死，结合患者的体征及辅助检查，患者诊断为特殊类型肾综合征出血热。转入感染科治疗，给予平衡盐及低分子右旋糖酐补充血容量、多巴胺维持血压、碳酸氢钠纠正酸中毒、补钾维持电解质平衡治疗，于入院第4天出现尿量增多，尿量多达4000 mL/d，维持水、电解质平衡，入院第8天时尿量逐渐恢复约1500 mL/d，痊愈出院，出院时心电图、肌钙蛋白、肝肾功能恢复正常。

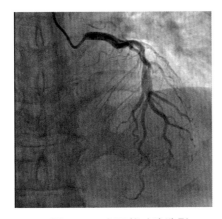

图 20-1　左冠状动脉造影

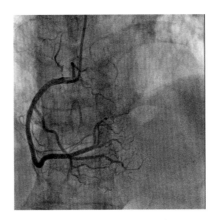

图 20-2　右冠状动脉造影

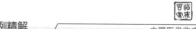

病例分析

肾综合征出血热主要是曲布尼亚病毒科中的汉坦病毒属引起的，以啮齿类动物为主要传染源的一种自然疫源性疾病，它们可以通过被污染的食物或吸入受到病毒污染的排泄物和分泌物的气溶胶传播给人类。我国是肾综合征出血热的高发地区，分布于我国的大部分地区。肾综合征出血热的发病机制主要是汉坦病毒进入体内可以直接破坏感染细胞功能和结构，并且可诱发人体的免疫应答和各种细胞因子的释放，导致机体的损伤，因而能引起多器官损伤。肾综合征出血热的病理变化是全身小血管及毛细血管广泛性损伤，典型临床特征包括发热期、低血压休克期、少尿期、多尿期及恢复期，常以肾功能损伤为主要临床表现，典型的肾综合征出血热不难诊断，但特殊临床类型 HFRS 诊断则较困难。

特殊类型肾综合征出血热患者可以表现为胃肠炎型、肝炎型、紫癜型、肾炎型、肺型、脑炎型、急腹症型、晕厥型、伤寒型、腔道出血型。肾综合征出血热是一种可累及多脏器的疾病，导致多脏器功能障碍，因此症状多种多样。本例患者主要以心脏受累较为明显，心脏损伤的可能原因：①肾综合征出血热的基本病理是全身小血管及毛细血管广泛性损伤，引起血管变性、坏死，从而引起心脏损伤。②汉坦病毒可通过机体的变态反应及病毒直接作用于心肌纤维，可出现不同程度的变性坏死，从而导致心肌梗死样临床特征。③患者入院时有低血压期经过，低血压期血液灌注不足，引起血管痉挛、甚至坏死等，引起心肌血液供应不足，导致缺血性损伤。④急性肾综合征出血热患者的凝血因子Ⅱ、Ⅴ、Ⅷ、Ⅸ和Ⅹ的血浆活性降低，凝血酶原时间延长，血小板减少，可导致继发性出血，引起心肌损伤。

孙水林教授点评

肾综合征出血热起病可以有各种各样的临床表现，典型的肾综合征出血热临床较易诊断，特殊类型肾综合征出血热尤其以急性心肌梗死为临床特征的肾综合征出血热极易误诊。我们在临床工作中要高度重视，需结合流行病学史、临床特征及重要的辅助检查等，仍可做到早期正确诊断，及时治疗，使患者受益。

（徐慧丽）

参考文献

1. AHN H J，CHUNG J H，KIM D M，et al. Hemorrhagic fever with renal syndrome accompanied by panhypopituitarism and central diabetes insipidus：a case report. J Neurovirol，2018，24（3）：382-387.

2. EMIL P，MISA K，KATARINA R R，et al. Sequential assessment of clinical and laboratory parameters in patients with hemorrhagic fever with renal syndrome. PLoS One，2018，13（5）：e0197661.

3. ZOU L X，CHEN M J，SUN L. Haemorrhagic fever with renal syndrome：literature review and distribution analysis in China. Int J Infect Dis，2016，43：95-100.

4. 李兰娟，任红. 传染病学. 北京：人民卫生出版社，2013：78.

5. GUO J，GUO X，WANG Y，et al. Cytokine response to Hantaan virus infection in patients with hemorrhagic fever with renal syndrome. J Med Virol，2016，89（7）：1139-1145

6. JIANG H，DU H，WANG L M，et al. Corrigendum：hemorrhagic fever with renal

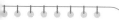 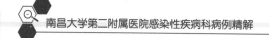

syndrome：pathogenesis and clinical picture. Front Cell Infect Microbiol，2016，6：178.

7. GAVRILOVSKAYA I N，GORBUNOVA E E，MACKOW N A，et al. Hantaviruses direct endothelial cell permeability by sensitizing cells to the vascular permeability factor VEGF，while angiopoietin 1 and sphingosine 1-phosphate inhibit hantavirus-directed permeability. J Virol，2008，82（12）：5797-5806.

8. 刘艳丽 . 流行性出血热误诊分析 . 中国实用医药，2013，8（16）：253.

9. SEET R C S，CHOW A W L，QUEK A M L，et al. Relationship between circulating vascular endothelial growth factor and its soluble receptors in adults with dengue virus infection：a case-control study. Int J Infect Dis，2009，13（5）：e248-e253.

10. BHOELAN S，LANGERAK T，NOACK D，et al. Hypopituitarism after orthohantavirus infection：what is currently known? Viruses，2019，11（4）：340.

021　重症肝炎合并肝肾综合征 1 例

病历摘要

患者，男，46 岁。因"腹胀伴右上腹部疼痛、皮肤黄染半月余"入院。患者于半个月前无明显诱因出现腹胀，伴右上腹部疼痛不适，为持续性隐痛，伴全身皮肤黄染，伴厌油、食欲下降，消化道症状较重，无发热，无咳嗽、咳痰，无恶心、呕吐等其他不适。外院检查发现肝功能异常，胆红素明显升高，大于正常值 10 倍，凝血功能差，低于 40%，腹部彩超提示肝硬化，大量腹水，脾大，为进一步治疗遂来我院就诊，门诊拟以"慢加急性肝衰竭"收入住院。患者自起病以来，精神、饮食差，睡眠一般，小便黄染，大便正常，体重无变化。有乙肝病史 20 余年；否认其他系统疾病病史，否认烟酒嗜好，否认家族性、遗传性疾病史。

[入院查体]　神志清楚，全身皮肤及巩膜重度黄染，腹部膨隆，可见腹壁静脉曲张，全腹部有压痛，无反跳痛，肝脾肋下未触及，Muphy 征（-），移动性浊音（+），双下肢无明显水肿。

[辅助检查]　血常规示 WBC 7.82×10^9/L，N% 69%，PLT 113×10^9/L，RBC 3.53×10^{12}/L，Hb 106 g/L；尿液分析示尿胆原（+），尿胆红素（++）；血生化示 TBIL 345.67 μmol/L，IBIL 174.86 μmol/L，ALB 21.62 g/L，ALT 66.11 U/L，TBA 130.72 μmol/L，ALP 201.16 U/L，BUN 15 μmol/L，Cr 287.79 μmol/L，

K^+ 3.48 μmol/L，Na^+ 124.05 μmol/L，NH_3 80 μmol/L；凝血功能示 FIB 1.48 g/L，PT 16.1 秒，INR 1.39，PTA 40%；乙肝六项示乙肝表面抗原、乙肝核心抗体、乙肝 e 抗体、乙肝前 S1 抗原（+）；乙肝定量聚合酶链反应监测 3.95×10^4 IU/mL；肿瘤标志物示 AFP 365.9 ng/mL，CA-199 172.84 U/mL，CA-125 543.70 U/mL；免疫相关性检查示免疫球蛋白 IgG 27.20 g/L，抗环瓜氨酸多肽抗体 73.214 RU/mL，类风湿因子 57.4 IU/mL，铜蓝蛋白、自身免疫性肝病抗体、自身抗体组合、甲型肝炎抗体 IgM 正常。其他检验示 PCT 1.77 ng/mL，CRP 20.3 mg/L，血培养（−），内毒素鲎、游离甲状腺激素、粪便正常，糖化血红蛋白大致正常。泌尿系彩超示双肾实质回声增强。2018 年 11 月 16 日腹部 MRI 平扫提示肝硬化、脾大、大量腹水，双肾周围渗出（图 21-1）。

[诊断] 病毒性肝炎乙型慢加急性重型；乙型肝炎肝硬化失代偿期；肝肾综合征；原发性腹膜炎；低蛋白血症；低钠血症；高氨血症；贫血；大量腹水；胆囊结石伴胆囊炎。

[治疗转归] 入院后建议患者尽早行人工肝治疗，患者因经济原因拒绝，予以恩替卡韦抗病毒，头孢哌酮舒巴坦钠抗感染、退黄、保肝、足量补充白蛋白、托伐普坦利尿排水、降血氨等对症处理，出院前复查肝功能示 TBIL 140.92.67 μmol/L，IBIL 69.68 μmol/L，ALB 39.98 g/L，ALT 42.17 U/L；肾功能示 Cr 153.77 μmol/L，电解质、血氨正常，凝血功能好转，复查上腹部 CT 示腹水明显减少（图 21-2）。

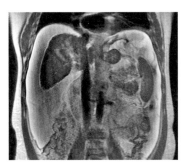

图 21-1 2018 年 11 月 16 日治疗前腹部 MRI 平扫示肝硬化、脾大、大量腹水,双肾周围渗出

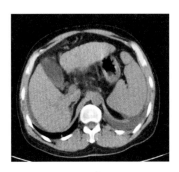

图 21-2 2018 年 12 月 11 日治疗后上腹部 CT 提示肝硬化,少量腹水

病例分析

肝肾综合征是严重肝脏病变时发生的无肾脏器质性病变的肾衰竭,是一种功能性肾衰竭,终末期肝病的严重并发症。

1. 病例特点

(1)患者为中年男性,既往有乙肝病史,否认嗜烟史、嗜酒史。

(2)消化道症状明显。

(3)查体:全身皮肤重度黄染,腹部膨隆,有压痛,移动性浊音(+)。

(4)辅助检查:肝功能胆红素明显升高,肝细胞性黄疸,凝血功能差,低钠血症,低蛋白血症,肾功能异常,肝肾综合征,血氨升高,病情危重,预后不良。

(5)患者未行人工肝治疗,给予恩替卡韦抗病毒,头孢哌酮抗感染,大量使用白蛋白,口服托伐普坦利尿等支持治疗,患者肝肾功能逐渐好转,腹水明显消退,腹围减小。

笔记

2. 发病机制

肝肾综合征的确切发病机制目前尚未完全清楚。一般认为主要是由于严重的肝功能障碍导致肾脏的血流动力学改变。表现为肾血管收缩和肾内分流，致使肾血流量减少，肾小球滤过率下降，从而引起肾衰竭。这些改变为功能性变化而非器质性损伤。至于造成肝肾综合征肾脏血流动力学改变的确切机制尚不清楚。多数学者认为非单一因素所致，其发病环节可能与有效循环血容量减少、内毒素血症、血管活性物质及某些激素失衡等因素有关。

3. 临床可分为三期

（1）氮质血症前期：肝失代偿，指内生肌酐清除率已降低，但血尿素氮和血肌酐在正常范围，尿钠明显减少，进行性少尿，对利尿剂不敏感。

（2）氮质血症期：肝功能进一步恶化，黄疸加深，有出血倾向，腹水增多，低钠血症出现，血尿素钠和肌酐增高，表现为烦躁不安、皮肤及舌干燥、乏力、嗜睡、脉搏细快、血压偏低、脉压小。血钠 < 125 mmol/L，少尿（< 400 mL/d）或无尿（< 100 mL/d），尿比重正常或升高，尿钠 < 10 mmol/L，大剂量利尿剂可使尿量保持正常，此期可维持数天至 6 周。

（3）后期：上述症状更趋严重，并出现恶心、呕吐、精神淡漠和昏睡，血尿素氮和血肌酐明显升高，肾小球滤过率显著降低，出现少尿甚至无尿。

4. 肝肾综合征的分型

1 型肝肾综合征表现为急进性肾衰竭，患者血肌酐在 2

周内升高超过基础值的 2 倍，测定值超过 226 μmol/L。2 型肝肾综合征表现为稳定、进展缓慢的中度肾衰竭，血肌酐为 133 ～ 226 μmol/L，突出表现为难治性腹水。根据肝肾综合征的临床特点，1 型肝肾综合征的患者预后很差，80% 患者在两周内死亡，死亡常由肝肾联合衰竭或引起该综合征诱发因素引起。2 型肝肾综合征常发生于肝功能相对较好的患者中，这些患者的主要问题是对利尿剂无反应的腹水。在 2 型肝肾综合征中，肾衰竭进展缓慢，但这些患者的生存率明显低于单纯肝硬化腹水患者。

5. 肝肾综合征药物治疗

无论是 1 型还是 2 型肝肾综合征，特利加压素联合白蛋白都是首选的治疗药物，但 2 型肝肾综合征患者的反应比 1 型好。与治疗顽固性腹水一样，白蛋白的用量存在争议。结合国内情况，指南推荐的用量是 20 ～ 40 g/d。特利加压素起始剂量为每 4 ～ 6 小时 1 mg，可逐渐加量至每 4 小时 2 mg。值得注意的是，特利加压素一定要联合白蛋白，单用效果差。出现肝肾综合征时使用常规利尿剂一般效果差，且可能加重肾损伤，一般不做常规推荐，但也并非禁忌。尿量少且伴低钠血症者可使用托伐普坦。

肝肾综合征一旦发生，预后极差，病死率高。肝肾综合征多合并失代偿性肝硬化和严重肝病，常有肝衰竭。影响预后因素：经治疗后肝病能迅速改善，或能找出诱发肾衰竭的原因并能及时去除或纠正，预后较好。

孙水林教授点评

乙型肝炎后肝硬化失代偿患者基本上会出现肝衰竭，原发性腹膜炎，肾功能异常，大量腹水，2型肝肾综合征。在积极抗感染和保肝护肝基础上，使用足量白蛋白联合托伐普坦、前列地尔治疗后，患者肝肾功能明显恢复，腹水基本消退，预后良好。

（席文娜）

参考文献

1. 吴孟超，李梦东.实用肝病学.北京：人民卫生出版社，2011：559-563.
2. 中华医学会肝病学分会.肝硬化腹水及相关并发症的诊疗指南.2017,30(5)：1-17.

022 以颊黏膜多发玫瑰疹为特征的伤寒 1 例

病历摘要

患者，男，14 岁。因"发热 1 周"入院。患者于 1 周前无明显诱因出现低热，体温 37.8 ℃左右，自服感冒药无效（具体药名不详），体温逐日升高达 39.6 ℃，伴畏寒、食欲明显减退、腹胀、便秘，无寒战，无大汗。患者既往体健，否认高血压、糖尿病、心脏疾病病史，否认有伤寒、结核、流行性出血热等传染病史，否认手术、外伤、输血史，否认食物、药物过敏史。

[入院检查] T 39.8 ℃，P 92 次 / 分，R 19 次 / 分，BP 110/70 mmHg，神志清楚，表情淡漠，反应稍迟钝，皮肤、巩膜未见黄染及皮疹，浅表淋巴结未触及肿大，舌质红，左侧颊黏膜见 6 个成簇孤立的玫瑰疹，面积约 1.5 cm×1.5 cm，有红晕，压之褪色，扁桃体不肿大，颈软，心肺未见异常，腹膨隆，肝位于右锁骨中线肋下 2 cm，质软，轻触痛，脾肋下未触及，右下腹有压痛，无反跳痛，脑膜刺激征（–）。

[辅助检查] 血 WBC 2.3×10^9/L，PLT 78×10^9/L，尿蛋白（＋），大便潜血（＋），血 ALT 90 U/L，TBIL 15 μmol/L，HBsAb（＋），肥达反应（–），骨髓培养伤寒沙门菌（＋）。

[诊断] 伤寒。

[治疗转归] 患者诊断明确后，予以头孢曲松 2 g 静滴，

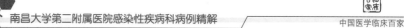
每 12 小时 1 次，疗程 14 天。经过抗生素治疗，患者体温降至正常，复查白细胞升至正常，骨髓培养（－）。

病例分析

临床上典型伤寒不难诊断，但不典型病例在临床上要早期做出正确诊断则较困难。如在发热等中毒症状基础上，一旦有玫瑰疹，对伤寒诊断就较有特征性。伤寒玫瑰疹多出现在病程第 7～13 天，表现为皮肤散在淡红色斑丘疹（玫瑰疹），直径 2～4 mm，压之褪色，一般少于 10 个，分批出现，主要分布于胸、腹部，偶见于背部及四肢，多在 2～4 天消失。而伤寒玫瑰疹出现在口腔颊黏膜的病例目前鲜有报道。本例患者临床特征较典型，独特之处是其玫瑰疹出现在口腔左侧颊黏膜，在病程第 8 天出现，量多，4 天后消退，无分批出现现象。通过上述黏膜疹及其他典型特征，该患者易较早做出伤寒临床诊断，且得到后来骨髓培养阳性结果的证实。可见当临床考虑伤寒时不仅要注意皮肤有无玫瑰疹，亦需注意是否出现黏膜疹，如病程中出现黏膜疹，亦有辅助诊断价值。

鉴别诊断如下。

（1）病毒性上呼吸道感染：此病患者有高热、头痛、白细胞减少等表现，与伤寒相似。病毒性上呼吸道感染患者起病急、咽痛、鼻塞、咳嗽等呼吸道症状明显，没有表情淡漠、玫瑰疹、肝脾大，病程 1～2 周。该患者无上述特点，基本可排除。

（2）细菌性痢疾：此病患者有发热、腹痛、腹泻等表现，与伤寒相似。细菌性痢疾患者腹痛以左下腹为主，伴里急后重、排脓血便、白细胞升高，粪便可培养出痢疾杆菌。该患者无上述特点，基本可排除。

（3）革兰阴性杆菌败血症：此病患者有高热、肝脾大、白细胞减少等表现，与伤寒相似。败血症患者有胆道、泌尿道或呼吸道等原发感染灶存在，寒战明显、弛张热多见，常有皮肤淤点、淤斑，血培养找到相应致病菌。该患者无上述特点，基本可排除。

孙水林教授点评

　　患者为青少年男性，夏秋季节出现持续发热，白细胞减少，应考虑伤寒或病毒感染，但病毒感染时间一般不长，EB病毒感染时白细胞计数多升高。患者的流行病学特征、临床特征、实验室检查都指向伤寒，在培养结果出来之前，出现玫瑰疹，平时玫瑰疹多出现于胸部，该患者是口腔颊黏膜出现玫瑰疹，这对明确诊断很有意义，也是该病例的点睛之笔。

（张伟）

参考文献

1. BUTLER T. Treatment of typhoid fever in the 21st century: promises and shortcomings. Clin Microbiol Infect，2011，17（7）：959-963.

2. 郑闽林，陈洁，周维英，等 . 伤寒 16 例误诊原因分析 . 临床军医杂志，2010，38（2）：316.

023 伤寒合并脾梗死 1 例

病历摘要

患者，男，56 岁，民工。因"剑突下疼痛 10 余天"于 2015 年 8 月 19 日入院。患者于入院前半个月无明显诱因出现剑突下闷痛不适，无放射痛，与体位无关，伴发热，体温波动在 37.4 ～ 38.5 ℃，无畏寒、寒战，无咳嗽、咳痰、鼻塞流涕、胸闷胸痛、盗汗、腹泻、尿频尿急、关节痛、皮疹等。门诊查上腹部 CT 平扫提示脾梗死待排。拟以"脾梗死"收入肝胆外科拟行手术治疗。入院后进一步查上腹部 MRI 示脾内多发异常信号，无强化，考虑多发脾梗死，肝、脾大，胆、胰未见异常（图 23-1）。住院期间予以头孢西汀钠治疗 5 天，发热无好转，换头孢他啶治疗 5 天，仍有低热，原因不明，停用抗生素，于 2017 年 9 月 4 日出院。出院后 3 天，患者体温达 39 ℃，于 2017 年 9 月 8 日就诊于感染科，门诊拟以"发热"收入院。自起病以来，患者精神、食欲、睡眠可，时有便秘，小便正常，体重无明显变化。既往体健，否认高血压、糖尿病、心脏病、肝炎、肾病等疾病史，否认手术外伤史，否认烟酒嗜好，否认家族性、遗传性疾病病史。

[入院查体] T 39.5 ℃，P 99 次 / 分，R 22 次 / 分，BP 120/68 mmHg，神志清楚，表情淡漠，反应稍迟钝，全身皮肤、巩膜无黄染，无皮疹及出血点，浅表淋巴结未触及肿大，双肺、心脏查体无阳性体征表现，左上腹部及右下腹部有压

痛，无反跳痛，肝脾未触及肿大，双下肢无水肿。

[辅助检查]　血常规示 WBC 3.13×10^9/L，RBC 3.44×10^{12}/L，Hb 92 g/L，EO 为 0，ESR 53 mm/h，CRP 20.60 mg/L；肝功能示 ALT 45.88 U/L，AST 47.59 U/L；肥达反应、血培养、免疫学指标、肿瘤指标、胰腺功能均为阴性；完善胸部 CT、电子胃镜、骨髓穿刺检查等均正常；上腹部增强 CT 提示脾脏内团块状低密度影，脾脏占位性病变或脾脏梗死待排；MRI 示脾内多发异常信号，无强化，考虑多发脾梗死，肝、胆、胰未见异常（图 23-1）。

[初步诊断]　发热待查：脾梗死？

[治疗转归]　给予莫西沙星抗感染，效果不佳，请血液科、肿瘤科、风湿免疫科等多学科会诊，临床诊断伤寒。加用头孢曲松钠抗感染，3 天后体温恢复正常，未再发热，腹痛较前好转。门诊随访复查肝功能恢复正常，肥达反应（－），复查血常规示 WBC 正常，EO 为 0.04×10^9/L；ESR 95 mm/h，CRP 13.3 mg/L。4 个月后复查上腹部 MRI 示脾多发梗死，与入院时 MRI 比较，异常信号范围缩小（图 23-2）。

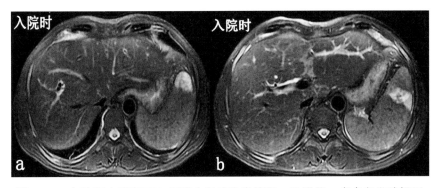

图 23-1　入院时上腹部 MRI 示脾内多发异常信号，无强化，考虑多发脾梗死

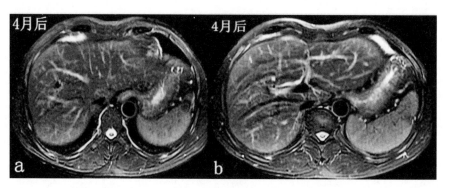

图 23-2　4 个月后上腹部 MRI 复查示脾多发梗死，与入院时相比，异常信号范
围缩小

病例分析

　　该患者临床特征如下：①患者为中老年男性，有长期在外就餐习惯（民工），于夏、秋季节发病；②发热 20 余天，入感染科时热型呈稽留热，有相对缓脉；③查体有表情淡漠、反应迟钝等中毒症状，消化道症状明显，表现为右下腹回盲部有明显压痛；④血白细胞及嗜酸性粒细胞计数明显下降，肝功能提示有中毒性肝炎。影像学检查示脾多发梗死，肝脾大。综上考虑，患者存在流行病学史、持续发热、表情淡漠、回盲部压痛、白细胞及中性粒细胞下降、中毒性肝炎表象及肝脾大等典型的临床特征，临床诊断伤寒再燃。予以头孢曲松钠抗感染治疗，3 天后体温恢复正常，未再发热，腹痛较前好转，继续治疗至足疗程，出院。门诊随访血常规示白细胞及嗜酸性粒细胞均恢复正常计数，肝功能恢复正常。查体无表情淡漠及右下腹部压痛。4 个月后复查上腹部 MRI 示脾多发梗死，与 4 个月前相比较，异常信号范围缩小，肝脾无明显肿大。

笔记

孙水林教授点评

　　伤寒是由伤寒杆菌引起的急性传染病，以持续菌血症、单核-吞噬细胞系统受累、回肠远端微小脓肿及小溃疡形成为基本特征，典型临床表现包括持续高热、表情淡漠、腹部不适、肝脾大和周围血白细胞低下，部分患者有玫瑰疹和相对缓脉，肠出血和肠穿孔为其严重并发症。临床诊断标准：在伤寒流行季节（全年均可发病，夏、秋季节多发）和流行地区有持续性高热，相对缓脉，皮肤玫瑰疹，肝脾大，周围血白细胞总数低下，嗜酸性粒细胞减少或消失，骨髓象中有伤寒细胞，临床可诊断为伤寒。确诊标准：临床诊断病例如有以下情况之一者即可确诊。①从血、骨髓、尿、粪便或玫瑰疹刮取物等任一种标本中分离到伤寒杆菌；②血清特异性抗体（＋），肥达反应 O 抗体凝集效价≥ 1 ∶ 80，H 抗体凝集效价≥ 1 ∶ 160，如恢复期效价增高 4 倍以上为标准。

　　临床上典型伤寒不难诊断，不典型伤寒要做出早期临床诊断则较困难。近年来，由于病程初期抗菌药物的不合理应用，以及伴随的基础疾病的影响，伤寒临床表现常不典型。特别是老年伤寒患者，免疫力低下，往往体温不高，肥达反应阴性多见，中毒症状重，胃肠功能紊乱，肝脾大少见，恢复慢，病死率高，误诊、漏诊率高，引起早期抗感染治疗不规范，不合理选用抗生素、疗程不足，导致伤寒治疗失败，出现再燃、复发或耐药，给后续诊断和治疗带来很大困难。本例中患者以腹痛首诊，影像检查提示脾脏梗死，易误诊为单纯脾梗死。该病例存在以下临床特征：①患者为中老年民工，流行季节发病，有不洁饮食史；②查体有表情淡漠、反应迟钝等中毒症状，回盲部压痛明显；③血常规检查有白细胞下降，嗜酸性粒细胞计数为 0，影像学检查有肝脾大，脾梗死。临床诊断伤寒证据充分。脾梗死考虑系菌栓栓塞脾脏血管可能性大，多次血培养阴性考虑与入院前使用抗生素有关，肥大反应阴性考虑与患者抵抗力低下、病情危重有关。

老年伤寒发病多不典型，极易误诊，有时候往往以某种不典型并发症就诊，由于早期不正规使用抗生素，容易出现伤寒再燃、复发及耐药，给诊断和治疗带来困难；老年患者免疫功能低下，肥达反应可以延迟出现阳性或持续呈阴性；血培养也因早期抗生素的使用而呈阴性，不能轻易排除伤寒。在临床诊断过程中，要紧扣典型的临床特征如流行病学史、持续性高热、相对缓脉、皮肤玫瑰疹、周围血白细胞总数低下、嗜酸性粒细胞减少或消失、肝脾大，以及有效的诊断性治疗来帮助临床诊断，不可盲目依赖血培养和肥达反应。

（龚文兰）

参考文献

1. BUTLER T. Treatment of typhoid fever in the 21st century：promises and shortcomings. Clin Microbiol Infect，2011，17（7）：959-963.

2. 郑闽林，陈洁，周维英，等 . 伤寒 16 例误诊原因分析 . 临床军医杂志，2010，38（2）：316.

3. CHEONG B M. Typhoid fever presenting as acute cerebellar ataxia and severe thrombocytopenia. Med J Malaysia，2008，63（1）：77-78.

024　以急性胰腺炎为主要特征的肾综合征出血热3例

病历摘要

病例1

患者，男，56岁，江西省抚州市农民。8天前，患者受凉后出现畏寒、发热5天，伴鼻塞流涕，两天后出现腹泻，每日7～8次，初为黄水样便，带少许黏液，无脓血，无里急后重，后期有柏油样便，伴恶心、呕吐，脐周阵发性绞痛，4天后现面红肿，尿量减少。于2010年12月23日16时拟以"急性胰腺炎，急性肾衰竭"急诊转入我院急诊科诊治。

[入院查体]　T 36.7 ℃，P 78次/分，R 21次/分，BP 136/92 mmHg，神志清楚，注射部位皮肤可见淤斑，球结膜充血及外渗水肿明显，双肺呼吸音清，心律齐，未闻及杂音，腹平，全腹压痛、反跳痛明显，尤以左上腹明显，肝脾肋下未触及，肝肾区有叩痛。

[辅助检查]　生化指标示 TBIL 16.5 μmol/L，DBIL 4.7 μmol/L，ALT 72 IU/L，AST 142 μmol/L，TP 58 g/L，ALB 32 g/L，GLB 26 g/L，BUN 35.3 mmol/L，Cr 467 μmol/L，UA 517 μmol/L，TC 2.48 mmol/L，TG 3.9 mmol/L，Glu 7.7 mmol/L，HDL-C 0.57 mmol/L，LDL-C 0.14 mmol/L，ApoA 0.55 g/L，ApoB 0.45 g/L，ApoA/ApoB 1.22，K^+ 3.8 mmol/L，Na^+ 130 mmol/L，Cl^- 90 mmol/L，Ca^{2+} 1.8 mmol/L，CO_2CP

笔记

16.5 mmol/L，CK 681 U/L，CKMB 81 U/L，LDH 1149 U/L，α-HBDH 997 U/L，血淀粉酶（amylase，AMS）313 U/L，TBA 7.5 μmol/L，FIB 1.74 g/L，PT 10.6 秒，TT 26.4 秒，D-Dimer 913.0 μg/L。血常规示 WBC 34.6×10^9/L，RBC 4.0×10^{12}/L，PLT 23×10^9/L，Hb 115 g/L，N% 79.6%。尿液分析示蛋白（+++），血（+++），白细胞（±）。镜检示红细胞（+++）/HP。CT：①急性胰腺炎，腹腔积液；②双侧胸腔积液并两肺下叶膨胀不全。

[会诊后确诊] 肾综合性出血热并胰腺炎。

[治疗转归] 给予禁食、稳定内环境、促进利尿等对症处理后，逐渐转为多尿期，胰腺炎未给予特别处理，胰腺功能与肾功能逐步好转，患者痊愈出院。

病例 2

患者，女，43 岁，江西省弋阳县农民。因"发热、腹痛5 天，低血压、少尿 1 天"就诊。伴头晕、畏寒及寒战，无流涕及鼻塞，有头痛及全身酸痛，腰痛明显，无咳嗽、咽痛及腹泻，在当地医院就诊未见好转，出现胸闷、少尿，血压低，于2011 年 1 月 7 日 18 时拟以"急性胰腺炎，急性肾衰竭"由急诊转入急诊科诊治。

[入院查体] T 37.5 ℃，P 135 次/分，R 25 次/分，BP 110/70 mmHg；神志清楚，全身皮肤未见明显斑点，球结膜充血及水肿，双肺呼吸音清，心律齐，未闻及杂音，腹平，腹壁压痛、反跳痛明显，肝脾肋下未触及，肝区无叩击痛，双肾区有叩击痛。

[辅助检查]　血常规示 WBC 32.00×10^9/L，PLT 18×10^9/L，见少量异常淋巴细胞。心电图示窦性心动过速，T 波改变。尿常规示尿蛋白（+++），RBC（1～3）个/HP，尿淀粉酶（urinary amylase，UAMY）1300 U/L，AMS 302 U/L，BUN 15 mmol/L。CT 检查：①胰腺炎、少量腹腔积液；②两侧少量胸腔积液；③两肾肿大，肾周积液。

[会诊后确诊]　肾综合征出血热并胰腺炎。

[治疗转归]　给予禁食、稳定内环境、促进利尿、血液透析等对症处理后，患者逐步进入多尿期，胰腺炎亦未做特别处理，肾功能和胰腺功能逐步好转，痊愈出院。

病例 3

患者，男，55 岁，江西省崇仁县农民。因“急性起病，发热、腹痛、腰痛 12 天，腹泻 3 天，黑便 1 天”就诊。体温最高至 38.9 ℃，有畏寒及寒战，无咳嗽、咳痰，有腹泻，为黄色稀便，每日 3～4 次，有呕吐、恶心，解黑便 1 次，量约 50 g，无眼眶痛，感头痛、腹痛及腰痛，病程中无少尿和低血压表现。查 WBC 15.00×10^9/L，PLT 69×10^9/L，AMS 306 U/L，UAMY 1364 U/L，BUN 40.2 mmol/L，Cr 704.8 μmol/L，尿蛋白（++），拟以“急性肾衰竭，急性胰腺炎”于 2011 年 11 月 16 日转入肾内科诊治。

[入院查体]　T 36.5 ℃，P 75 次/分，R 20 次/分，BP 176/120 mmHg；神志清楚，精神差，皮肤、巩膜无明显黄染，未见出血点及淤斑，球结膜有充血和轻度外渗水肿，浅表淋巴结未触及肿大，咽不红，上腭可见散在出血点，扁桃体无

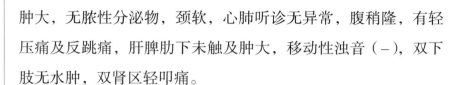

肿大，无脓性分泌物，颈软，心肺听诊无异常，腹稍隆，有轻压痛及反跳痛，肝脾肋下未触及肿大，移动性浊音（－），双下肢无水肿，双肾区轻叩痛。

[辅助检查] TBIL 13.2 μmol/L，DBIL 5.6 μmol/L，ALT 72 U/L，AST 45 U/L；腹部彩超示双肾体积增大，胰腺肿大。

[会诊后确诊] 肾综合性出血热并胰腺炎。

[治疗转归] 给予禁食、稳定内环境、促进利尿等对症处理后，逐渐转为多尿期，胰腺炎未给予特别处理，胰腺功能与肾功能逐步好转，患者痊愈出院。

病例分析

以上 3 个病例最大的特征都有胰腺的明显损伤同时伴有肾功能损伤，有生化及影像学检查结果的证实，故入院后均首先考虑原发病为急性胰腺炎引起，但随着病情的进展及治疗的深入，临床上一系列症状及体征无法完全用原发急性胰腺炎来解释，可能上述多器官的损伤都源于另外一种原发疾病。后经感染科会诊，根据流行病学特征，如患者均来自肾综合征出血热疫区，又有老鼠接触史，在该病高发季节发病；临床特征方面又有发热等中毒症状，以及毛细血管损伤的出血和外渗体征及多期临床经过等；实验室检查均有尿蛋白、肾功能损伤及血常规白细胞升高等表现；故考虑肾综合征出血热为原发病可能性大。转感染科并按该病治疗原则处理后效果佳，且 3 例患者的胰腺炎均未给予特别处理，后都进入多尿期，胰腺功能与肾功能都逐步好转并最终痊愈。住院期间的临床诊断后来得到血清病原学结果证实并确诊，3 例患者肾综合征出血热特异性 IgM

均阳性。

肾综合征出血热是一种自然疫源性疾病，为病毒性出血热的一种，临床以短暂发热，继之出现休克、出血、急性肾衰竭等症状为其特征，病理变化以小血管水肿、变性、坏死为主。脏器损伤以肾脏病变最明显，其次为心、肝、脑、肺、胃肠及内分泌器官。因此，临床上大多数患者以肾损伤为主要表现，故该类患者也较易做出临床诊断；但临床上以胰腺损伤为主要表现的肾综合征出血热患者鲜见报道，易被误诊，临床医生不易早期做出正确诊断以致延误患者的治疗。以上 3 例患者临床表现均以腹痛为主，查血尿淀粉酶明显增高，CT 及彩超胰腺肿大，易误诊为"急性胰腺炎"，但患者同时出现高热，脐周皮肤无青紫，血小板明显减少，肝功能异常，尿蛋白（++ ～ +++），单从急性胰腺炎不能完全解释上述情况，此时应结合流行病学特征和临床特征，如"三红""三痛"及组织水肿和多期临床经过，实验室检查出现尿蛋白、肾功能损伤及白细胞明显升高等表现，做出肾综合征出血热的临床诊断。

孙水林教授点评

肾综合征出血热以急性胰腺炎为主要特征表现的较少，表现特殊，易造成误诊。以上 3 例患者的临床表现均以腹痛为主，查血尿淀粉酶明显增高，CT 及彩超胰腺肿大，易误诊为"急性胰腺炎"。该病预后除与病情轻重有关外，与治疗早晚、措施是否恰当也有关，治疗上主要是早诊断、早休息、早治疗，就近治疗。该病的早期诊断尤为重要，直接影响患者的预后。因此，在以腹痛为主并伴有明显的胰腺损伤患者，若同时

笔记

伴有不能完全用急性胰腺炎解释的临床特征时，应注意到该病的可能，可请感染科会诊并尽早做肾综合征出血热特异性抗体检测，以便能早诊断、早治疗，以免误诊、延误病情。临床医生需开阔思路，在临床诊治过程中遇到类似病例不排除肾综合征出血热。

（易珍）

参考文献

1. 柴玉萍.流行性出血热误诊急性胰腺炎 1 例.临床荟萃，2002，17（4）：235.